がんになる性格、ならない性格

がんは「こころ」で治せる

本田 宏
重久 剛

健康人新書
廣済堂出版

はじめに――「こころの個人差」に合わせたがん医療を目指して

「好きなことに夢中になるのは健康の秘訣、健康は気から」

長年、都内某大学医学部の教授として活躍した心理学者からの年賀状に記されていた言葉です。

氏は一人の芸術家の日常生活について、次のようなエピソードを紹介しています。

「世界的なチェロ奏者パブロ・カザルスは、90歳のときには、リューマチ性関節炎や肺気腫があり、息遣いも苦しいほどであった。ひとたびピアノの鍵盤に指をのせると、その曲がった指はまっすぐに、背筋もぴんと伸び、好きなバッハの『平均律クラビィーヤ曲』を流れるように見事に演奏したという」

そして「私も既に60半ば、何か夢中になれるものを、懸命に見つけたいと思います」との一節で結ばれていました。

このエピソードは、「こころに注目する医療」が、いかに重要であるかを如実に物語っています。こころの働き方は人それぞれで、「健康は気から」となる場合もあれば、「病は気から」のように病気の発症や悪化につながるものもあるのです。

こころの働き方の個人差は、今日、科学的な根拠に基づいた実証的な研究の対象となっていて、個人個人に合わせた最適な治療やケアを行うがん医療の分野でも、注目されるようになってきました。

医療とは、それぞれの性格や特徴を持った医療者（それぞれ異なった領域を担当できる専門医や看護師、こころのケアの専門家）と患者双方によって行われています。ちなみに、人（ホモサピエンス）は最も個人差の大きい動物（ヘテロサピエンス）といわれ、それだけに個人差に注目したがん医療が、常にわれわれに求められています。どのような治療や診断も双方の精神面や身体面の違いによって効果が異なりますし、病気に立ち向かう考え方も異なるからです。

さらに患者一人ひとりの違いから、同じ治療で著しい効果を示す人もいれば、効果の乏しい人や、激しい副作用や合併症に悩まされ死に至る人さえいるのです。患者や家族はもちろんのこと、医療に携わる人もまた実に多様で、両者の接触の場が医療の現場なのです。

本書では、「こころとがん医療」の現状について、読者の一人ひとりが自分自身にあてはめてより良く理解できるように心がけました。そのために、誰でもすぐに活用できる自己診断テストも紹介しています（第3章）。それぞれの患者にとって最も良い医療が行われるように、医療者あるいは患者として活用できるものです。

いずれのテストもそれぞれの目的のために開発され、性別や年齢などによる影響が最小限にとどめられ、多くの言語で標準化されて世界中でひろく用いられています。体やこころに負担を加えることもなく、ひとりで行うことができる心理テストです。

本書は、「がん医療の実践」に携わる外科医と、患者や医療者の「こころの問題の解明」に携わる心理学者の共同作業で、「人間の心理とがん医療」と題して執筆が進められました。

有史以来の「がん医療のこころの問題」を具体的に理解するために、患者や家族はもちろん、治療や「こころのケア」に従事する人びと、そして学生や研究者、一般の人たちのためにも書かれたものです。すべてを網羅しているとはいえませんが、他の書物ではほとんど取り扱われていない話題について解説したつもりです。

また本書は、がん医療やこころのケアの枠組みのなかで、実践者のノウハウを中心に、がんという病気の理解に加え、「患者に携わる人たちのこころの問題」の解決への糸口が見出されれば、という願いもこめて書かれたものです。

がんになる性格、ならない性格

がんは「こころ」で治せる

目次

がんになる性格、ならない性格　目次

第3章　自分の「性格」、主治医との「相性」を診断する

第4章　がんになりやすいこころの特徴

第5章　医療者のこころ、患者のこころ

第6章 がん医療を支える4つの人間関係を知ろう

第7章 性格・ストレス・免疫機能

第8章　医療者の「こころ」に注目したがん医療

編集協力／小林みゆき　江渕眞人
イラスト／かすや たかひろ
校正／松山 久
DTP／(株)三協美術

第1章

なぜ「人それぞれのがん医療」が必要か

1　その人らしさ——「体」と「こころ」と「社会」の対話

がん医療の歴史は古く、古代のギリシャやローマ医学にその萌芽をみることができます。がんと「こころのあり方」や「体質や気質」についての観察や記述は、２０００年以上も前から行われていました。

それは、古代ギリシャのプラトンをはじめ、ヒポクラテスの体液や体質についての考え方やガレヌスの気質や気性に注目したがん医療です。

それらは20世紀初頭のロシアの生理学者イワン・パブロフによる「高次神経活動のタイプと気質に関する生理学的研究」、さらに「性格とストレスと免疫機能の結びつき」を具体的に明らかにした英国の心理学者・臨床家ハンス・アイゼンクによる一連の研究に引き継がれてきました。

実験心理学者であったアイゼンクは、「こころと体と社会」（性格と免疫機能と人間関係に起因するストレス）の結びつきを数値化し、今日の正確な科学的事実に基づく「人それぞれのがん医療」に多大の影響を与えました。

とりわけ、がんの進行や治療に及ぼすストレス（こころの苦痛）の影響を左右する性格や行動についての研究を中心に、トータルな人間としての患者の個人差とがん医療のあり方について述べています。

これらの膨大なデータは、今日のがん医療における「患者のこころ」(その人らしさ)に注目した人それぞれのアプローチや取り組み方の必要性と可能性を示したのです。

現在まで人間関係のもつれやコミュニケーション不足によるストレスが体やこころの働き(免疫機能や闘病意欲)を低下させ、逆に、医療者によるこころの支えによってがんの進行に差が生ずることについて、解析が進められています。

その結果からストレスががん治療に与える影響や、患者のこころを支えることが、患者自身が治療に希望がもてるようになることと、どのように結びつくかが少しずつ明らかにされてきました。

つまり、個々の患者のがんの発症や進行、また治療効果や再発予防などに、患者のこころと体と社会が大きく関わっているのではないかということです。患者のこころは、医師や看護師などの患者と接する多くの人たちとの交流を通して、自身の体の状態に影響を及ぼします。

これは治療や告知・医療者との人間関係などのストレスと、ストレスにさいなまれたこころの状態と、その結果の免疫機能の抑制などの体の変化が、がん医療に大きな影響を与えていることを意味します。

この結びつき方は、患者と医療者一人ひとりの「人それぞれの特徴」（体質や気質、性格）によって左右されることを忘れてはなりません。

2　性格とストレスは違う

がん医療において注意すべきは、患者の性格とストレスを、区別することです。

性格はその人の永続的なこころの「特徴」で、ストレスはそのつど変化する一時的な「状態」です。

性格は、「三つ子の魂百まで」といわれるように人生の初期（幼児期）以後は、その人の一生を通じてほぼ一定で、ものの見方や考え方・ストレスの感じやすさなどで、体質とも密接に結びついています。これに対してストレスは、病名の告知や医療者との人間関係、家族や医療者によるこころの支え方などによって、容易に刻一刻と変化するもので、こころや体の状態ともいえるものです。

したがってその患者本来の特徴（性格）と、その時どきの変化した状態（ストレス）とを混同してしまうと、がん治療の対象が見失われてしまうのです。

治療とは、すなわち生活習慣によって体内に取り込まれた発がん因子やストレスにさいなまれた体の状態の修復です。患者一人ひとりの特徴に合わせて行われるときに、最も有効な結果を導くのです。

米国心理学会会長だった南フロリダ大学のチャールズ・スピールバーガーは「ストレスを受けやすい人の〝特徴〟とストレス〝状態〟とを区別する研究」を発表しました。そのなかで、「がんの進行と結びつく性格の診断法」（ＲＥＤ）を開発し、ストレス「状態」とストレスを受けやすい人の「特徴」を区別できることを示しました。

このことは、同じ病気や症状が発見されても、患者の体質や性格によって違った治療やケアが必要になることを意味します。手術や放射線による治療、抗がん剤の投与などで、著しい効果を示す人もいれば、まったく効果のみられない人や、危険な副作用や合併症を引き起こす人がいるからです。

それぞれの「病状」とその患者の「特徴」の双方にそのつど適切に対応し、ストレスによる免疫力の低下や免疫力の低下によるがんの進行を食い止めることが、その人にとって

一番良い医療だからです

少し専門的な話になりますが、ここで20世紀最大のストレス心理学者、カリフォルニア大学バークレー校のリチャード・ラザルスの研究を紹介しましょう。

ラザルスは、医療者との人間関係のもつれや過酷な告知などに対する患者のこころの反応（ストレス）は、人それぞれのものの見方や考え方・行動の仕方の特徴によって、健康や免疫機能に対してマイナスにもプラスにも働くとしました。要するに、医療者が個々の患者の性格に応じたかかわり方、こころの支え方をすることで、患者のＱＯＬ（生活の質・生きがい）を改善したり、より良い予後を導くようになる、というのです。

一般に言い習わされてきた「病は気から」をがん患者に当てはめるなら、「ストレスにうまく対処できないと考えてしまう性格の患者では、免疫力は低下し、やがてがん（病気）は悪化していく」ということです。

これに対して、ストレスにうまく適応している状態は、免疫機能を促進する原動力となります。米国の医療心理学者レスリー・ブラックホールらは、このような性格の持ち主には、適度なストレスはむしろこころの働きを促進し、免疫力を活性化して患者をがんから守る有用な刺激として作用していくことを指摘しています。

ここで、「医療者の適切な支えの欠如が、患者の免疫力を失わせる大きなストレスになる」という事実を覚えておく必要があります。

つまり、医療者自身の性格や行動の仕方には、患者のこころを支え、ストレスを緩和し、免疫力を活性化する効果もあれば、逆にストレスを増大させ、がんを悪化させる働きもあるのです。

3　真実の告知は偽りの告知より有害か？

人は誰でも、自分の身に起こるかもしれない恐ろしい出来事を感じ取る能力があります。だから、生死にかかわる重大な出来事を曖昧に知らされると、不安になり、ストレスにさいなまれます。

しかしこの能力には性格によって著しい差があって、内向・情緒不安定な患者は、病気がどうなるかをありのまま知らされると、大きなストレスにさいなまれ、免疫力の低下や病状の悪化は避けがたいものとなります。

がんを告知されながらも、回復に自信や意欲を持って前向きに闘病生活を送ってきた人でも、主治医から突然余命宣告に近い話を聞かされると、急に気力を失い、まもなく不幸な転帰をたどる場合が多くみられます。最初の病名告知よりはるかに大きなショックを受け、立ち直ることができず、残された人生を有意義に生きることができなくなるのです。

寿命の先がみえないからこそ、人は前向きな姿勢で頑張ることができるのかもしれません。しかし性格の違いによっては、事実を知ったからこそ、前向きに最後まで生き抜く人がいることも事実です。

諏訪中央病院の鎌田實（かまたみのる）名誉院長は、病気だけでなく、「まるごとの人間を診る医療」のなかで、このような有意義に生きる事例を数多く紹介しています。

『甘えの構造』で知られる精神科医の土居健郎（どいたけお）は、その論文「がん告知の意味するもの」で典型的な事例をいくつか紹介し、理想的な告知について述べています。

それによると、胃がんが発見された患者に、最初の医師は告知しなかったが、化学療法を担当した医師は1週間の検査や観察の後で、患者の人柄をみて、本当のことを告げた方が良いと判断しました。そして、まず家族を説得し、納得した家族同伴の場で、患者に真実を告げました。患者は主治医に本当のことを知らされて「一緒に頑張ってほしい」といわれたことをとても感謝したのです。

このケースで注目すべきは、「医師としての責任感から患者のすべてを診る覚悟を決めた」主治医が、毎日必ず何回か病室を訪れてゆっくり話をし、患者が好きそうな書物を貸し与えたりしたという事実です。

英国サセックス大学の精神腫瘍医レスリー・ファローフィールドらは、今日のがん医療の技術では、医療者が患者一人ひとりの実情を踏まえて、病気がこれからどうなるかを正確に判断し、ストレスを与えることなく、わかりやすく真実を伝えることは、極めて困難だと指摘しています。

時を同じくして、オーストラリアの臨床腫瘍医ブルース・シャドボルトらは、患者は自分のその時どきの病状や健康状態を的確に判断し、その内容を正確に医療者に伝えることができることを明らかにしました。

これは医療者による必ずしも正確ではない判断や過酷な告知よりも、患者自身の判断に、より重要な意味があることを示しています。

しかも、その他の一連の研究の結論は、「真実の告知は患者のこころを傷つけるが、偽りの告知は〝さらに〟こころを傷つけていく」というものでした。

ここで重要なのは、洋の東西を問わず、多くの医療者は多かれ少なかれ、さまざまなこころの特徴を持つ患者を守ろうという気持ちから、患者が悲しむような「良くないこと」を知らせずに、病気の真実を偽ったり、曖昧に伝えたり、全く伝えなかったりすることがしばしば行われているということです。

その原因として「患者自身が悪いニュースを知らなければ、病気に悪い影響が及ぶはずはない」という思い込みや暗黙の了解、また医療者のこころのゆれがあるといわれています。

医療倫理学の権威、ハーバード大学のエゼキール・エマニュエルとリンダ・エマニュエルは、「医師と患者の人間関係に関する論文」で、告知の仕方を「4つのタイプ」に分類しています。

①保護者型――患者を守り傷つけたくないという温情的な動機からなされる楽観的な内容の「偽りの告知」

②有能な専門家型――心理的な工夫を巧みにこらして事実のすべてをありのまま伝えようと努力する「真実の告知」

③カウンセラー型――長い時間をかけた患者との対話を通して患者が本当に望む事柄を

見出し、患者の希望や選択に合わせて情報を提供し「説明する告知」

④**友人型**――患者の身になって共によく考え、助け合ったり意見を述べ合ったりして多様な可能性を見出しながら、互いに力を合わせて「慎重に考えていくことを通して行われる告知」

医療者と患者の人間的なかかわり方についてのデータや症例研究をみてみると、がん治療のさまざまな段階で、患者と医療者のこころや行動のあらわれ方を、そのつど正確に把握し適切に対処していくことは、極めて困難だといわざるを得ないのです。

①の真実を偽って楽観的に伝える告知は、その場限りの慰めでしかありません。

患者がさらに苦痛な病状に遭遇したり、診断結果が気がかりでその詳細を要求したり、治療効果が心配になったり、病状がひとたび悪化したりするときには、患者のこころや治療の経過に取り返しのつかない大きなダメージをもたらします。

一方、告知をしない、または事実を隠し偽ることは、不用意な誤りや説明不足による誤解、曖昧な表現やことば使いなどにもまして、患者に不安や恐怖あるいは混乱をもたらします。

患者の信頼や感謝の気持ちを伴わない楽観的な告知は、患者の不安を増大させ、ストレスに起因する免疫機能の抑制によって、がんの進行はさらに著しいものとなることもあり得るのです。

古代ギリシャの賢人ヒポクラテスは、最良の医療者とは、

「良心に基づいて自分の持つ知識や技術の限りを尽くして、病気の現在の状態、その前にどのようなことが起こっていたのか、そしてこれからどのようなことが起ころうとしているのかを正しく、わかりやすく、患者に伝えることができる勇気と優しいこころと先見の明を持った人」

と述べています。

このような努力を惜しまない医療者によってこそ、自然治癒力を育む「安らかなこころ」が患者にもたらされるのです。

4　あなたの病気に対する考え方が生存率を左右する

人は誰でも自分のこころや体の健康状態を、日頃の経験を通して知っています。

オーストラリアのキャンベラ国立病院で長年がん患者の治療とケアに携わってきたシャドボルトらは、「進行がん患者が自ら判断し、医療者に伝える病状や健康状態によって、生存率がわかる」という論文のなかで、

「患者は治療の効果や病気の回復状態をそのつど数値化し、医療者に正確に伝えることができ、『ＳＲＨ（自覚的健康）』の数値は信頼性と妥当性を兼ね備え、医療者はこの指標に基づいて病気の経過や治療の効果を知ることができるようになる」

と述べています。

ＳＲＨ（self-rated health）は、患者自身が自分の病気の進行状況はどのようなもので、どの方向へ変化しているかを、５段階のチェックリストを用いて判断し、そのつど医療者に伝えることができる指標です。

つまり、「患者自身の判断」（ＳＲＨ）が、さまざまな血液検査や画像診断などの客観的な検査に匹敵するような、新しい診断指標のひとつとして登場したのです。

「自分の病気の回復や健康状態が良い」と判断する患者は、健康な生活習慣を維持して活発に闘病に励みます。その結果、自分の健康や病気の克服に自信を持つことができ、ＱＯＬがよく、積極的にストレスに対処し、免疫機能が促進され、医療に対する満足度が高い

図1　進行がん患者の生存率は自覚的健康状態が良いと改善される

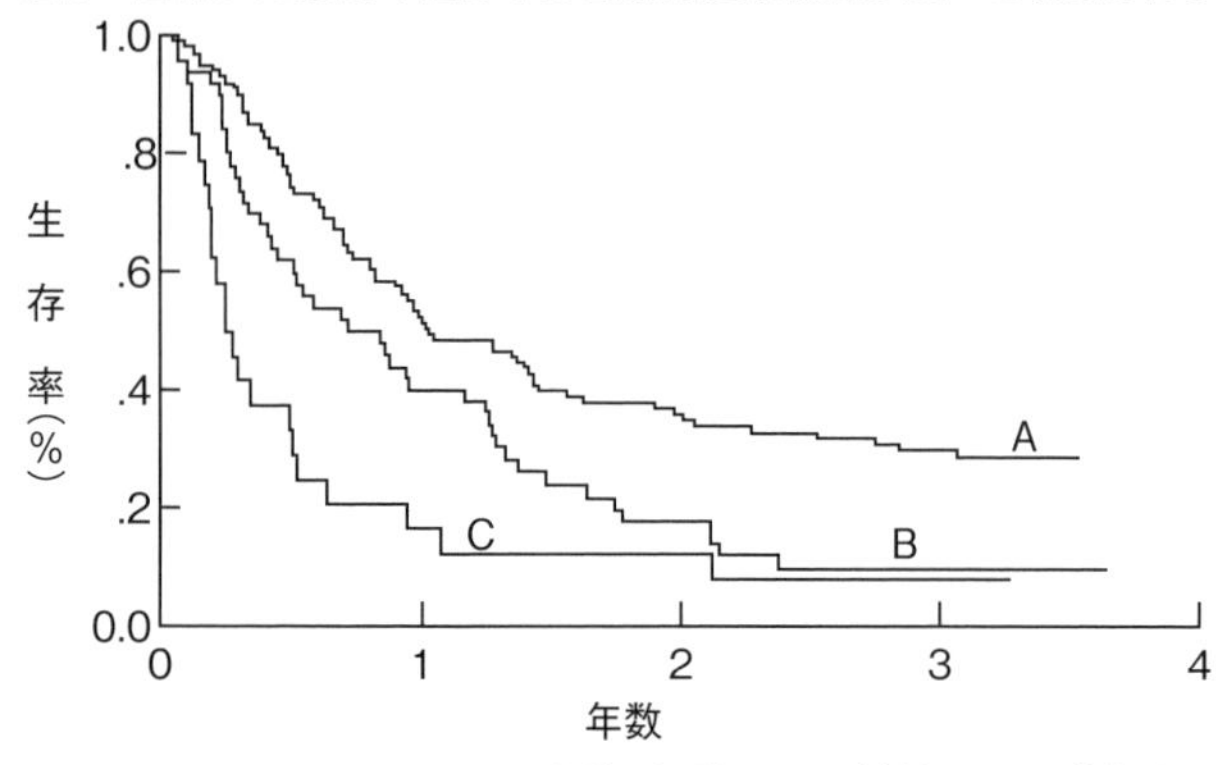

A=SRHチェックリストで、上位3段階までの判断をした「自覚的健康が良い患者」（101人）
B=4段階目の判断をした「自覚的健康が中等度の患者」（50人）
C=5段階目（最下位）の判断をした「自覚的健康が悪い患者」（24人）
患者数175人（男49%、女性51%、転移のある者70%）　年齢22-85才（平均=62才）

ことが知られています。

このオーストラリアの研究で注目されるのは、SRHによって（肺・消化器・前立腺・乳がん、白血病などの）進行がん患者の生存率を正確に予測できるという事実です。緩和ケアを必要としない、自力で歩行可能な状態の患者によるSRHの指標によって生存率や回復の様子をより正確に知ることができたのです。

図1は、SRHの判断別に進行がん患者の生存率の推移を示したもので、SRH得点が高い患者ほど、国際的に認められた標準治療

（こころのケアを伴った、化学療法・放射線治療・内分泌療法など）での生存率が高いことがわかります。

SRHによるがん医療では、その人にとって一番良い治療が、患者自身の努力や判断・治ることへの願望の強さ、正確な知識などと結びつくことは明らかです。

このような患者自身の病気に対する考え方による効果が発揮されるためには、医療者が一人ひとりの患者の立場や人柄をよく知って、そのこころをつかみとり、患者自身の努力や判断を引き出し、フォローし、バックアップしていくこと、つまり「受け止め」と「認め」の人間関係（第6章参照）が重要なのです。

医師による過酷な真実の告知を患者がどう受け止めるか、いいかえれば「ストレスになるか、ならないか」「闘病への自信や意欲を高めるのか、絶望感や無力感にさいなまれるようになるのか」は、患者一人ひとりの病気に対する考え方によって決まるのです。

患者が持つ知識や情報にもまして、患者自身のがんに対する考え方が、病状を悪化させることもあれば、治療を支える効果を発揮することもあるのです。

闘病への意欲の著しい患者では、告知によるストレスが自らの努力によって克服されて、病気を治す力（免疫機能を高める効果）を生ずるようになるからです（143ページの図

6参照）。

こころの特徴によって免疫機能が抑制される傾向は、米国在住の日本や韓国などのアジア系や中南米のラテン系の患者では、同じく米国在住のヨーロッパ系やアフリカ系の患者と比較すると大きいことがわかっています。

前者の患者では、医療者や家族、親しい友人などによるこころの支えが充分に得られていなければ、病状の悪化や死にいたるケースが数多くみられるのです。この点で日本のがん医療において「こころの支え」は大変重要といえます。

スタンフォード大学の社会・認知心理学者で、米国心理学会会長でもあったアルバート・バンデューラの論文『自己効力の探究』（体の働きをコントロールするこころのメカニズム）によると、生活習慣病などの（ストレスが関連した）慢性身体疾患の治療には、「自己効力」（セルフ・エフィカシー）とよばれる「患者自身の病気克服への自信や意欲」を高めることが大きな役割を果たしていることがわかります。

つまり、自己効力が高い、病気が治るために自分は努力できると考える患者では、交感神経や副交感神経の働きをつかさどるホルモン（カテコールアミンやインドールアミン）の分泌がコントロールされて、血液の循環や筋組織の活動が調節されます。そして、免疫機能が活性化し、がん治療を支える体の働きが促進されるのです（50ページの図2‐1参照）。

自己効力が高まると、アドレナリン（カテコールアミン）による交感神経の働きは抑制されます。その結果、セロトニン（インドールアミン）による副交感神経の働きは促進されて、ストレス反応は緩和し免疫機能が活性化するのです。

一方、自己効力が低下してストレス状態におちいると、アドレナリンとセロトニンの分泌のバランスがくずれ、体の働きがうまく機能しなくなり、免疫機能は低下し、がん細胞の増殖が進行していきます。自分に自己効力がないことや、誰からもこころの支えが得られないと考えてしまうと、患者は失望し、治療にとって無益なことをするようになります。

したがって、医療者が患者の自己効力の低下や、自らがかかわるこころの支えの欠如を常に把握していくことは、病状の悪化の原因（病因論）や迅速な対応（より良い治療法）を考えるときに重要な手がかりとなるのです。

第2章

がんと性格の切っても切れない関係

1 「こころを支える医療」とは

欧米で臨床医学の父と慕われたウィリアム・オスラーは、病気の治療や予防の多くが、なによりも「患者のこころの状態」によって左右されることを指摘しました。

オスラーはその著『エクアニミタス（平静の心）』で、

「どのような病気なのかということよりも、病気になっている患者がどのような〝こころ〟を持つ人間なのかを知ることが、医療においては、はるかに重要なことである」

と述べています。

このような「こころを支える医療」についての基本的な考え方やあり方は、心身のバランスや「こころと体の相互依存」を重視していた古代ギリシャの哲学者プラトンをはじめ、ヒポクラテスやガレヌスによって、2000年以上も前から指摘されていました。

しかし、その後の医療ではごく最近に至るまで、あまりかえりみられなかったことは否めない事実です。

『エクアニミタス』のなかに述べられた言葉は後世の多くの医療にたずさわる人たちに大きな感銘を与えてきました。それは育ちゆく若い医師たちのこころ構えを述べたもので、病に苦しむ人たちにとってストレスのない「こころの安らぎ」がいかに大切かということをはじめ、数々の貴重な教訓を読み取ることができたからです。

オスラーは、ボストン大学医学図書館長でもあった内科医オリバー・ホームズとともに、「ヒポクラテス医療」の伝統を今日によみがえらせたことでも知られています。

彼らは、次のように述べています。

「病気はそのすべてのものが人為的な方法で治療できるのではなく、またできるとしても、それは体やこころに本来そなわっている自然の治癒の働きを促進したり増強したりすることがあるからだ」

オスラーの偉大さは、体の病気だけではなく、患者そのものの治療を重要視したことです。このことは「ベッドサイド医療」の推奨者ホームズのいう、

「どのような医療も患者の負担になったり体に危害を及ぼすものでないことが証明されていない限り、医の倫理に反する犯罪行為にもなりかねない」

という言葉とともに注目すべきものでした。

このような背景のもと、がん診断後の間もない時期からの長期にわたる「こころの支え」によって病状が緩和され、しかも標準治療のみの場合よりＱＯＬが良く、生存期間も延長

されるというデータが報告されるようになってきました。オスラーが活躍していた米国では、以前からこのような「こころの苦痛を取り除き、安らかなこころを維持すること」による病気の治療促進効果は数多く知られていたのです。

それは、患者のこころを受け止める人間関係（第6章参照）で、こころのケアの専門家や医師たちが患者のいうことにじっくり耳を傾けるカウンセリングや対話を積み重ねることによって、体の痛みが和らげられ、ＱＯＬが改善されてストレスが軽減し、免疫機能に良い影響がもたらされるようになるからだと考えられているのです（詳細は、１５８ページからの第3項参照）。

ストレスによる免疫機能の抑制が、がんの治療成績と密接に結びつくことは、さまざまに指摘されてきている事実です。体質や性格を考慮してストレスを最小限に留めて免疫力を強化し、治癒を促進するような方策を導くことが求められているのです。

しかし、だからといって、がん診断後の早期からの長期にわたる「こころのケア」を重視しすぎて、治すことを目的とした積極的な治療や標準治療が妨げられるようなことがあってはなりません。

つまり、がんによる痛みを緩和するための薬物による副作用（オピオイドによる便秘など）があったからといって、本来のがん治療（標準治療や抗がん剤の投与など）を減らしたり中止したりすることがあってはならないのです。

それは、医療者は常に「善人の顔をした死神」であってはならないからです。そして、がん治療では患者一人ひとりの特徴を考慮して、時には苦痛を我慢して（ストレスに適応するための）耐え忍ぶ努力を患者に求める必要があるからです。

がん医療では、患者のこころを支え、ケアを行うときには、病状の経過の長期的視野（患者一人ひとりの人生）を考慮に入れた総合的・全人的な判断が常に必要になってくるといえるでしょう。

2　人はどんなときにがんになるのか

医療の対象は、こころを持った人間「考える葦」であり、か弱いながらも苦悩し、じっと我慢している人（patientペイシェント。「患者」の意もある）です。

物理学や化学に偏りすぎたがん医療や生理学の技術だけでは、「人間の半分」しか診ることができません。絶え間なく苦しみを受けている人のこころ、いわゆる精神的なストレスが原因で起こる体の異常（免疫力の低下によるがんの進行）に対する治療手段を見出すことはできないのです。

生身の人間を診る医療者には、人のこころに対する深い洞察と先見の明、幅広い常識や知識、情報が古くから求められてきました。医療とは、結局人間を理解することなのです。患者はみな一人ひとり体やこころの特徴も生活の場も違っています。すべての病気の原因はただ1つではありません。

したがって、健康と病気を自然の現象として科学的に観察し、その患者の体やこころのあり方、生活全体の調和を整えて、決して危害を加えることなく、患者の利益になる養生（体調に合った、地域の自然環境に合った生活）や休養をとることができるような医療を行うことが、なによりも必要だったのです。

ヒポクラテスにはじまる「こころのあり方」が、体の恒常性の乱れや病気の発症、そしてその治療に影響を及ぼすという心身相関の医療が、今日、科学的な根拠に基づいて理解されるようになってきています。この事実は、アイゼンクの「性格ストレス免疫学」やテモショックらの「タイプC行動とがん」などによってひろく世に知られています。

19世紀には、すでにフランスの生理学者クロード・ベルナールによって、「体の恒常性の乱れ」が病気の発症や進行にかかわっていることが明らかにされていました。簡単にいえば、体の外からの要因が病気を引き起こすには、こころの特徴や、体の内部の調和が乱れてその働きが変化することが、必須不可欠であることが知られていたのです。

つまり、体の外からの要因（化学物質や放射線・ウイルスなど）ががんを引き起こしたり、悪化させたりする場合、それを促す体の内部の働き（免疫機能の変化）やこころの要因（ストレス）の関与が欠かせません。

そもそもがん医療は、生活習慣によって体内に取り込まれる発がん因子と、免疫機能を支える栄養素やこころのケア、そして、体質や性格などのストレスの影響をを受けやすい特徴の上に成り立っています。

したがって、医療者は患者との人間関係や医療情報の開示の仕方などを工夫して、人それぞれの患者のこころを支え、ストレスを緩和して免疫力を活性化し、体の調和を回復させることに注目しなければならないのです。

がん医療では、ヒポクラテスの「体液のバランスが乱れやすい体質と、こころのあり方と結びつく自然治癒力（今日の免疫力）」についての考え方や、ガレヌスの「がんと結びつく気質や気性（感情の起こり方）」に関する研究から、患者のタイプを39ページの表1

のように分類しています。性格に関する一連の研究は、臨床的な事例研究や実験的な方法によって研究される対象として考えられています。

この事実は、時代や地域、社会そして文化をこえた「こころと体と行動」をひとつにまとめたトータルな人間を対象としたがん医療の実像を示しています。

3 自分の性格を把握しよう

このような「人間のタイプとがん医療」の実情にかんがみて、自分の性格（患者として、あるいは医療者としてのタイプ）を把握しておくことはとても重要な意味を持ちます。

そこで、次の説明を手がかりに、自分はどのタイプに当てはまるのかを判断してみてください。さらに59ページの「性格診断テスト」（表3）の得点から自分の性格のタイプを判定してみることをおすすめします。

〈タイプ1〉憂うつな性格

自分にとってかけがえのない人や最愛の家族、恋人や大切な友人などとの関係に幸せを

表1　ヒポクラテスに始まる「人間のタイプ」とがん医療

ヒポクラテスの自然治癒力と結びつく「体質」	ガレヌスのがんと結びつく「気質」	アイゼンクのストレスや免疫機能と結びつく「性格」	がん医療との関わり
黒胆	神経質	憂うつ型（タイプ1）	がん患者の間で、より多くみられる
黄胆	胆汁質	興奮型（タイプ2）	心疾患や脳血管疾患の患者で、多くみられる
粘液	粘液質	冷淡型（タイプ3）	がんや心疾患・脳血管疾患のいずれかの患者で、多くみられる
血液	多血質	快活型（タイプ4）	いずれの病気の患者でも、みられない

「憂うつ型」は、内向・情緒不安定で、不安や悲しみなどの感情を抑制して外に表すことが少なく（いつまでも、こころの内に溜め込む傾向を示し）、ストレスにうまく対処したり適応したりすることができないので、免疫機能が低下しやすい。がん関連性格ともよばれている。

「興奮型」は、憂うつ型と逆の特徴を示している。

「冷淡型」は、憂うつ型と興奮型の双方の特徴を合わせもっている。「どっちつかずの性格」ともよばれる。

「快活型」は、憂うつ型や興奮型のいずれの特徴も示さない。健康な人に多くみられる。

見出し、仕事の成功や名誉・称賛などに生きがいを感じて、それに全面的に依存している。そのために、このような関係や生きがいの喪失がこころの大きな負担となってストレスにうまく対処できなくなる。悲しみや不安などの感情が抑制され（こころの奥底に閉じ込められて）抑うつ状態におちいり、絶望感や無力感にさいなまれていく。免疫機能が低下しやすく、「がん関連性格」ともよばれている。

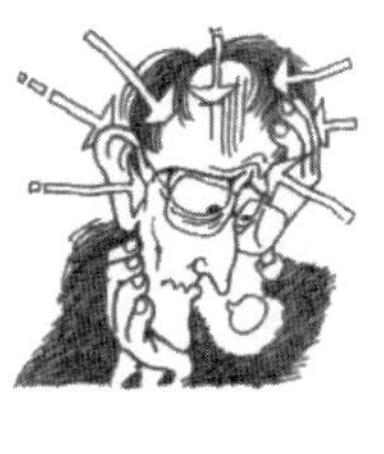

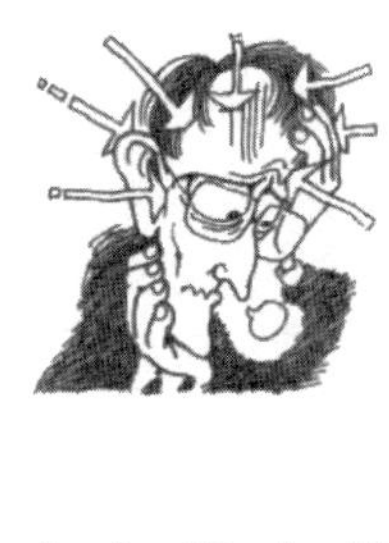

〈タイプ2〉興奮しやすい性格

自分にとってかけがえのない人たちとの関係や仕事の成功・名誉などにもっぱら依存して幸せを感じ、それらが失われたときには、大きなこころのダメージを受けることになる。しかし、憂うつな性格とは逆に、感情の表出が大き過ぎて抑えることができずに、そのときに受ける不幸や苦しみ・失敗などの原因を他人や相手・対象となる人やその場の状況・出来事のせいだと考える。また、それに対して怒りをおぼえ、敵意をいだき、興奮し、攻撃的に振舞うようになり、ストレスをエスカレートさせていく。

〈タイプ3〉冷淡な（どっちつかずの）性格

憂うつな性格や興奮しやすい性格の両方の特徴を合わせ持ち、その場の状況や対象に応じて、反応や行動が逆転して相反するようになる。自分にとって大切な人や物事をあるときには幸福の、またあるときには不幸の原因とみなす。絶望と喜びや興奮が相殺され、愛憎相半ばし、無力感と怒りを交互に表すようになる。

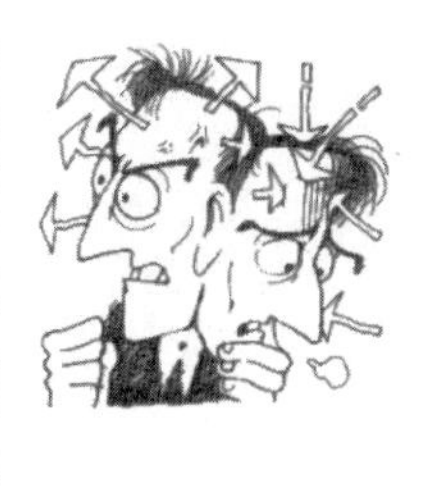

〈タイプ4〉快活な性格

憂うつな性格や興奮しやすい性格の特徴をいずれも示すことなく、自律的で自己調整（セルフ・コントロール）に富み、自制心が強い健康な人に多くみられる。自分自身を客観的にみることができ、人びとを気遣い、思いやる気持ちが豊かで見境がある。自分の幸福と相手の幸福をともに重視し、現実的な人間関係を築くことができる。そのために、相手にストレスを与えることはなく、また他人の感情や行動が自分のストレスになることもない。

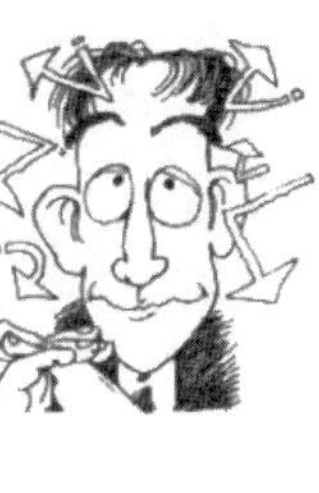

今日、ヒポクラテス以来の、患者や医療者の人間としての全体像が注目され、がん医療へのさまざまな新しいアプローチがみられるようになってきました。

その主なものは、分子生物学の方法を応用した体質の遺伝子診断、分子標的治療、患者の体質に配慮した抗がん剤治療、精神腫瘍学、精神免疫学などです。そしてこれらを組み合わせ、患者の性格や気質、免疫を含めた治癒能力に合わせた最適の医療を行う努力が始まっているのです。

ヒポクラテスの時代には、人の体には健康な状態に戻ろうとする（フィシス）とよばれる自然の回復力があるので、医療とは、患者に危害を与えることなく、この自然の治癒能力の働きを助けることであると考えられていました。いうまでもなくフィシスとは、今日の「免疫力」の先駆けをなすものなのです。

フィシスは、体質やストレスをつくらないこころのあり方によって決まるものです。患者の体やこころの特徴に基づいて、自然の回復力や治癒力に従うというヒポクラテスが説いた医療は、今日のストレスによって乱された体の恒常性の回復に注目していく医療につながっています。また、がんになって体験するストレスへの患者のセルフ・コントロールによる対処努力や病気克服への自信や意欲によって、体に備わった回復力が促進されることも明らかになってきました。

このような回復力は、患者の体質や気質、そして性格によってさまざまに異なります。少しずつ弱いストレス刺激に耐える訓練をしていくと、「ストレス予防接種効果」（ストレス・イノキュレーション）が生じ、強いストレスにも耐えられるようになるのです。

その結果、さまざまな急性期ストレスによって低下した、がん患者の免疫機能の回復が期待できるのです。いうまでもなく、このような効果は、患者の性格や体質に大きく左右されます。

4　がんになりやすい性格、なりにくい性格

体質や気質、こころのあり方に注目し、心身に本来そなわった自然治癒力を引き出す医療は、ヒポクラテスと並んで西洋医学の二大巨匠といわれたクラウディウス・ガレヌスによって受け継がれています。

ガレヌスは、脳や神経の機能に関する総合的な研究を精力的に行い、がん患者に「憂うつで、沈んだ、もの悲しい、メランコリーな特徴」がより多くみられることを最初に指摘

しました。

ガレヌスの説く「強靭なこころ」の特徴は、パブロフによって示された「強い神経のタイプ」、またアイゼンクらによる「外向性」や「タフ性」の特徴と明らかな共通性を示しています。

このようなタイプの人は、古代ギリシャやローマの時代でも、今日でも、がんの悪化はみられにくいことが知られています。

そして何よりも重要なことは、ガレヌス自身がいうように、このような体をがんから守る気質や感情の起こり方は、脳や神経の働きだけによるのではなく、からだ全体の働きによって起こる、ということです。これは、まさに心身の全体の働きに関わる今日のがん医療や精神神経免疫学の先駆けでした。

ところで、スウェーデンの神経生理学者コータイらによると、生まれた時の季節と、気質や性格形成との間には因果関係があるとされています。

それによれば、季節と栄養・養育環境や、脳の発育そして性格形成との結びつきに関するエビデンスが、さまざまに指摘されています。一般に人生の前期の段階では、夏季生まれの人は、内向的で繊細な特徴の持ち主であるのに対して、冬季生まれには、外向的でタフな人が多くみられるというのです。

この「誕生季節と気質や性格との因果関係」は、40歳を過ぎる頃から逆転します。

それは、生涯にわたる「力強いタフな特徴と優しい繊細な特徴」のあらわれ方が、神経伝達物質（ドーパミン）を中心とする脳神経機構の経年的変化と関わりがあるからだといわれています。

たとえば、夏生まれの人は繊細で消極的な傾向が著しいが、ほぼ40歳を過ぎると逆転してタフな特徴を持つようになり、新しいものに積極的に挑戦していくようになるのです。

これに対して、冬生まれの人は、タフで積極的な傾向が著しいのですが、40歳を過ぎる頃になると繊細な特徴を持つようになります。

これらの事実を応用すれば、患者と医療者の互いの性格や誕生季節、年齢に応じて、異なった対応の仕方や治療の方策が可能になり、より良い医療を導くことができるようになるでしょう。

ガレヌスはその論文のなかで、「憂うつでふさぎ込んだ様子の著しい人には、快活で楽天的な人と比べると、がんがより多くみられる」と述べています。

しかし、がんは気質や性格の違いだけではなく、それと深くかかわる生活習慣やストレス、遺伝子変化をはじめ、さまざまな要因が重なりあって起こり、また悪化したり、治癒したりするものです。

そして、その種類も性質も多種多様であり、これらの要因の間の因果関係はひとすじなわでいくものではありません。それらのかかわり方や影響の仕方は、量的にも時間的にも複雑で、ときにはがんの危険因子とも防御因子ともなりうるのです。

とはいえ「憂鬱でふさぎ込む」ようなこころの特徴が、多かれ少なかれがんの患者により多くみられることや、がんが進行しやすいこと、治りにくいことなどと何らかの結びつきがあるという考え方は、すべてガレヌスの医療にその出発点があるのです。

このような性格の特徴が自分でわかるのが、59ページで紹介する「性格診断テスト」です（表3）。情緒不安定性（神経質傾向）と内向性（自閉的傾向）を測定し、点数化することによって知ることができます。

情緒不安定で内向的な「タイプ1性格」の人は、薬や化学物質、情動ストレス、感覚刺激などへの感受性が高く、パブロフ型の（大脳皮質の抑制過程が興奮過程より弱い）条件反射による恐怖や不安反応などが起こりやすいといわれています。

また社会環境からの重圧への抵抗力が弱く、ストレスへの適応や耐性の獲得が起こりにくいので、免疫力の低下を招きやすく、がんが進行しやすいことが知られているのです。ガレヌスの「がんと結びつく気質や感情の起こり方」は、ヒポクラテスの「体質やこころのあり方と結びつく自然治癒力」とともに、20世紀に入ると、体の治癒回復の仕組みを患者のこころの特徴に合わせて最大限に活用する「人それぞれのがん医療」（性格ストレス免疫学）へと発展していくことになるのです。

5 「性格ストレス免疫学」による性格分類

人の体は約60兆個の細胞からできており、細胞分裂を繰り返しながら古い細胞と新しい細胞が常に入れ替わっています。その過程でさまざまな発がん因子が原因で、遺伝子・DNAが傷つけられて分子構造が変化し、それがきっかけで正常な細胞のがん化が進行していきます。

1日ほぼ1兆個の細胞が新しく生まれて、そのうちの約6000個はがん細胞です。そして、これを体のあらゆる場所から見つけ出し死滅させているのが、自然免疫の担い手「ナチュラル・キラー（NK）細胞」です。

このＮＫ細胞は、他の免疫細胞のように指令を出す細胞（マクロファージ）から情報を受け取って機能するのではなく、自らの力でがんを見つけ出す、文字通り「自然治癒力」の担い手です。

ここで注目すべきは、がんが進行していく過程で、このような免疫細胞の活性が、「心理社会的ストレスによって大きな影響を受ける」という事実です。つまり、ほんの少しの不安や悲しみなどによっても免疫力が低下する危険性があるのです。

国際個人差学会会長だったロンドン大学のハンス・アイゼンクは、このような背景のもとに、実験心理学の枠組みのなかで「性格の違いによって、ストレスが免疫機能を低下させたり、活性化したりする」こと（１４３ページの図６参照）に最初に注目しました。彼は、ストレスの影響を受けやすく落ち込みやすい「タイプ１性格」の人では、免疫力が低下しやすいことを明らかにしたのです。

この性格は、がん患者でより多くみられ、病状が悪化しやすく、治りにくいことでも知られています。このことから、性格や行動の仕方が「病気をつくる」（ストレスを生じて免疫力が低下し、発がん因子をより多く体内に取り込む）ことや、「病気を治す」（ストレスにうまく適応して免疫力を活性化し、治療にとって望ましい闘病生活を営む）ことがおわかりいただけるでしょう。

50ページの図2－1は、このような性格のタイプとがんの進行を結びつけるストレス状態と免疫機能の変化を、また51ページの図2－2は、心理社会的ストレスによるがんの発症の様子をそれぞれ示しています。

アイゼンクらによると、性格や気質に起因するストレスや発がん因子を体内に取り込む行動（喫煙や過度の日光浴など）によって、遺伝子・ＤＮＡの内部構造の変化（細胞分裂にかかわる部位の異常）が引き起こされ、正常な細胞ががん化していくようになります。

やがて、不適切な栄養摂取の習慣を伴った日常生活で受ける情動ストレスによって免疫機能が抑制されると、がん化した細胞の増殖が進行します。こうして臨床診断によるがんが発症すると考えられているのです。

アイゼンクは、その「性格ストレス免疫学」で、先に紹介したがん患者の４つのタイプ（39ページの表1参照）に、さらに「免疫力」の変化も加味して、次のように分類しています。

・憂うつ型――ストレスによって免疫力が低下しやすい。

図2-1　性格とがんの進行を結びつける、ストレスと免疫機能

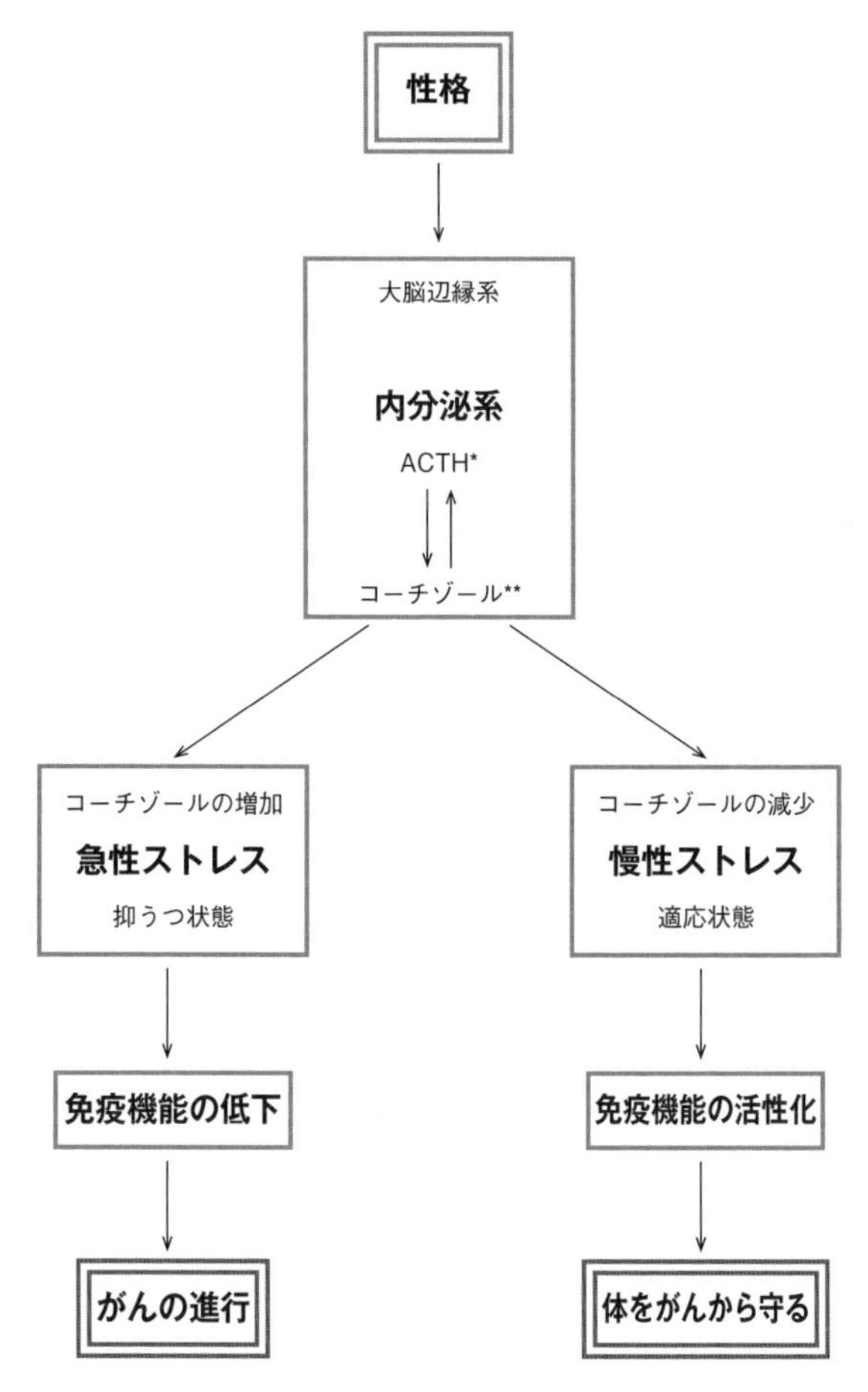

ACTH*＝副腎皮質刺激ホルモン
コーチゾール**＝ストレスに伴って分泌される、副腎皮質ホルモン
（第５章（５）参照）

図2-2　心理社会的ストレスによるがんの発症

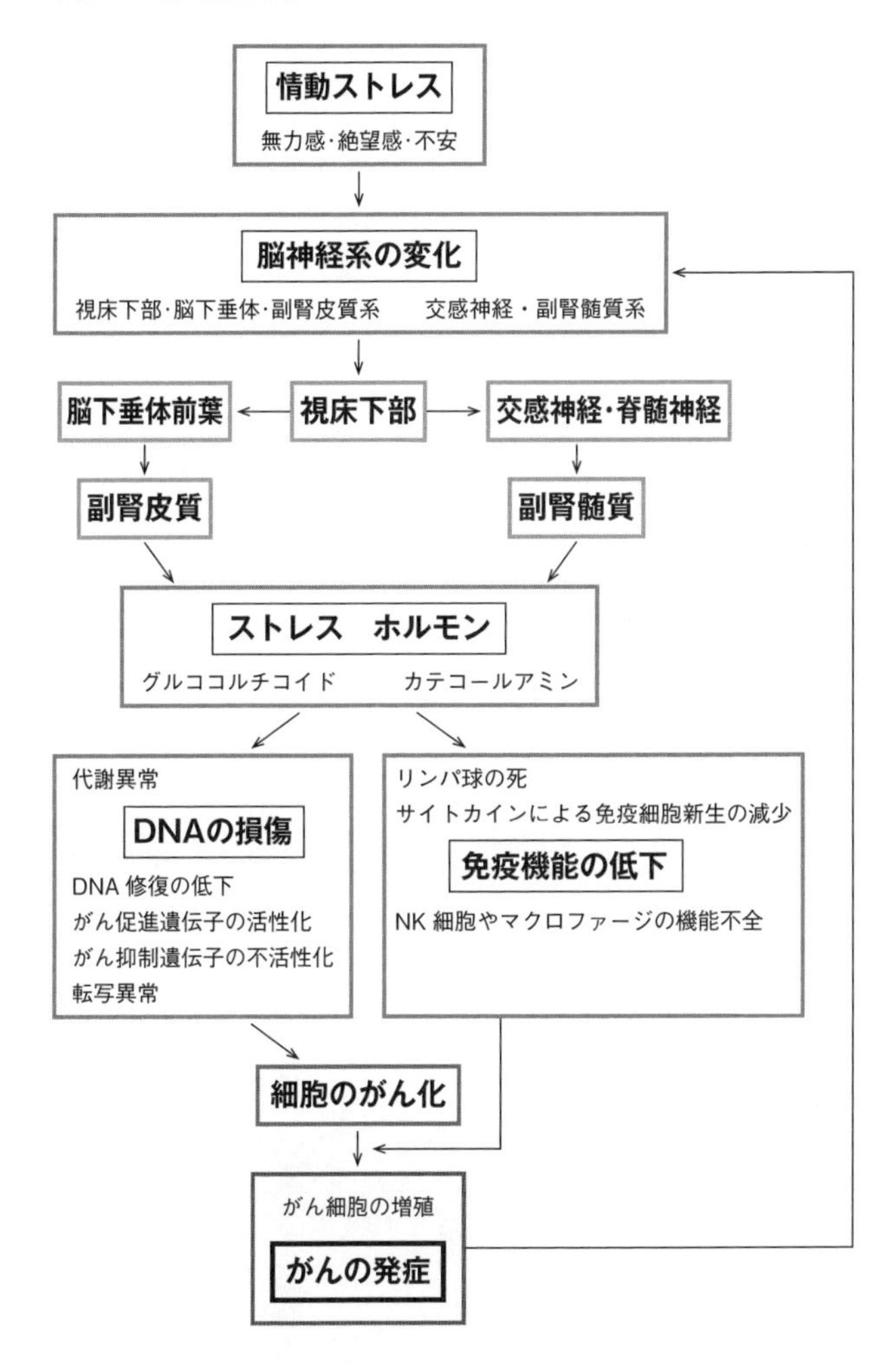

・**興奮型**——ストレスによって免疫力が活性化されやすい。
・**冷淡型**——免疫力がストレスの影響を受けにくい。
・**快活型**——免疫力がストレスの影響を受けない。

次ページの図3は、ハンス・アイゼンクとシビル・アイゼンクによる性格型の基本的な特性（トレイツ）を示しています。ここで注目されるのは、「憂うつ型」と「興奮型」の違いです。

「憂うつ型」は、人と話したりすることが苦手な「社会非参加型」で、刺激嫌悪の特徴が著しい、ストレスを感じやすい人たちです。このような人たちは、喜怒哀楽をあらわすことがめったになく、好きなことに夢中になったり、自分の健康に自信を持ったり、笑ったりすることが少なく、1人でじっとしていることが多いといわれています。

これに対して、人と話したりしないではいられない「社会積極参加型」の「興奮型」は、刺激飢餓の特徴が著しく、こころが傷ついたりすることのめったにない人たちです。

このような性格は、遺伝体質や養育環境に由来するもので、外科手術をはじめ放射線療法や抗がん剤治療、内分泌療法の効きぐあいに関係し、自然退縮（理由はよくわからない

図3　四つの性格型の特徴
（ハンス・アイゼンクとシビル・アイゼンクによる）

<table>
<tr><td></td><td colspan="2">情緒不安定</td><td></td></tr>
<tr><td rowspan="2">内向的</td><td>がん患者にみられる性格
「憂うつ型」（タイプ1）
1　ふさぎ込んだ
2　心配性
3　引っ込み思案
4　生まじめ
5　悲観的
6　打ち解けない
7　無口な
8　愛想がない</td><td>がん患者にみられない性格
「興奮型」（タイプ2）
1　怒りっぽい
2　落ち着きがない
3　攻撃的
4　興奮しやすい
5　気が変わりやすい
6　衝動的
7　敵意をあらわす
8　活動的</td><td rowspan="2">外向的</td></tr>
<tr><td>タイプ1と2が、
混ざり合った性格
「冷淡型」（タイプ3）
1　消極的
2　物事をゆっくりやる
3　人に対して鈍感
4　穏やか
5　支配されやすい
6　あてになる
7　受動的
8　もの静か</td><td>いずれでもない、健康な性格
「快活型」（タイプ4）
1　なごやか
2　社交的
3　おしゃべり
4　よく応答する
5　親しみやすい
6　元気がある
7　気苦労がない
8　指導力がある</td></tr>
<tr><td></td><td colspan="2">情緒安定</td><td></td></tr>
</table>

がん関連性格とよばれる「憂うつ型」（内向・情緒不安定）は、元気がなく・さまざまな体調不良を訴え、睡眠不足や食欲不振におちいりやすく、体を動かすことが少ない。（ストレスの影響を受けやすいので）免疫機能の低下と結びつきやすく、抗がん剤や放射線治療・手術などのストレスや副作用,後遺症などを導きやすいといわれている。

が、がん細胞が縮小したり消滅したりして自然に治癒すること）とも深いかかわりがあるといわれています。

一方「快活型」の人たちは体調が良く、それにマッチした生活習慣を営むのが特徴です。そしてなによりも、希望を失うことなくストレスを克服して健康を維持することへの自信や意欲に満ちていて、そのための学習に励み、健康や体調の自己管理（日頃のチェック）を怠らない人たちでもあるのです。

6　こころが自然治癒力をアップする？

ヒポクラテスやガレヌスによって実践されてきた医療では、患者をひとりの人間として、その全体を診ることが常に行われていました。そこでは「病気を治療するのではなく、患者を治す」ことが行われていました。

19世紀も後半にさしかかる頃になると、患者のこころを支えることを中心にしたヒューマニズムに満ちた医療が注目されるようになります。オスラーは病気の治療や予防の多くが、何よりも患者のこころの状態や医療者のこころの支えによって左右されることを指摘

表2　性格のタイプと日常生活でのストレスによる、がん死亡率（%）の違い（10年間の追跡調査結果）

性格	ストレスが少ないグループ（872人）			ストレスが多いグループ（1042人）			性格
	がんによる死亡	その他の死亡	生存	がんによる死亡	その他の死亡	生存	
タイプ1（109人）	17.4	11.0	71.6	38.4	23.2	38.4	タイプ1（489人）
タイプ2（170人）	5.9	30.0	64.1	2.3	49.8	47.9	タイプ2（309人）
タイプ3（188人）	0	1.6	98.4	2.4	4.9	92.7	タイプ3（165人）
タイプ4（391人）	0	1.0	99.0	0	2.7	97.3	タイプ4（73人）
その他*（14人）	0	0	100	0	0	100	その他*（6人）

その他*＝いずれのタイプにも分類されなかった人たち。

したのです。

このような背景のもと、アイゼンクは、ドイツで行われた長期にわたる追跡調査の結果、がん死亡率が、ヒポクラテスのいう自然治癒力と結びつくこころのあり方によって著しく異なることを指摘しています。

表2は、性格のタイプ（こころの特徴）と日常生活でのストレス（こころの状態）によってがん死亡率が異なることを示しています。

性格が異なる4つのグループのそれぞれで、近親者や友人によって、日常生活でのストレスが多いと判定された人たちと少ないと判定された人たちの、10年以上にわたるがんによる死亡の有無が調査されました。調査に参加した2000人（男女半々ずつ）の90％以上は調査開始時の年齢は50～60歳で、４つのタイプの性格別に10年間のストレスの有無と、肺・大腸・胃・乳・その他のがん死亡率が調べられました。

調査データの解析の結果、性格とストレスの違いによるがん死亡率の差は、年齢や性別にかかわりなく１％以下の危険率で統計学的に有意なものでした。

この長期にわたる未来予測的な追跡調査の結果から示唆されるのは、日常生活でのストレスが多いか、少ないかにかかわりなく、タイプ１性格の人たちの間でがんによる死亡者が多いことでした。しかも同じ性格でも、日常生活でのストレスが多い人たちの方が、がんによる死亡リスクが高く、それだけ生存率が低くなるということがわかったのです。

その後、この研究の追試（再現性の確認）は、世界各国で学際的な研究グループによって試みられましたが、残念ながら未だ充分な結果はえられていません。研究方法上の問題点もさまざまに指摘されています。

さらにがんの発症や進行、予後に及ぼすこころの影響に関しては、精神腫瘍医のホランドらをはじめ多くの心理学者や医師たちによって、理論的にも臨床的にもさまざまな問題や課題が指摘されています。これからの研究成果に注目したいところです。

第3章

自分の「性格」、主治医との「相性」を診断する

1　性格診断テスト

次ページの表3は、アイゼンクらによって開発された性格検査「EPQ」の原理にしたがって、日本で標準化された「性格診断テスト」です。こころの働き方や行動の仕方のこまかい分析（因子分析）に基づいて明らかにされた項目によってつくられています。

医療者と患者の人間関係や性格の相互作用をはじめ、がんのリスクや病状の進行・生活習慣と結びつく性格特徴を理解するために使われています。人間関係のもつれや病名・余命告知などによるストレスやQOLの変化、人それぞれに適した健康管理や医療への方策などを理解するうえでも有益なテストです。また、「がん患者に負担を与えることなく」それぞれの性格特徴を迅速かつ鋭敏に診断できるようにつくられています。

「E」は外向―内向性、「N」は情緒不安定―安定性、「P」はタフ―繊細性、「L」は偽装―非偽装性を意味します。そのいずれかに属する項目に、4つの選択肢（リッカート尺度）で回答するというもので、心理測定学的な妥当性や信頼性を兼ね備えています。

他の多くの性格検査との間に整合性が維持されており、患者と健常者に等しく用いることができるものです。

表3　性格診断テスト

下の1-25までの文章をよく読んで、それぞれの文章がどの程度ふだんの日常生活での自分にあてはまるかを、1・2・3・4の番号をチェックして答えてください。正しい答え、誤った答えというものはありません。あまり時間をかけずに、全般的にみて自分がそう思うものを答えてください。

		あてはまらない	たまにあてはまう	しばしばあてはまる	いつもあてはまる
(E)	1 いろいろなことをたくさんする	1	2	3	4
(−E)	2 何かする時には、まずよく考えてから始める	1	2	3	4
(N)	3 機嫌が良くなったり悪くなったりする	1	2	3	4
(−L)	4 ちょっと間違っても、知らん顔している	1	2	3	4
(E)	5 よくしゃべる	1	2	3	4
(N)	6 人に何か借りていると、気になる	1	2	3	4
(−P)	7 「自分はかわいそうな人間だ」と思う	1	2	3	4
(−E)	8 物事を悲観的に考える	1	2	3	4
(−L)	9 欲張って、たくさん取ってしまう	1	2	3	4
(N)	10 食事の前によく手を洗う	1	2	3	4
(E)	11 人に対して積極的にふるまう	1	2	3	4
(−P)	12 人や動物がひどいめにあっていると、かわいそうでたまらなくなる	1	2	3	4
(N)	13 間違ったり、悪いことをしたりすると、いつまでも気にする	1	2	3	4
(L)	14 約束したことは、必ず守る	1	2	3	4
(N)	15 あんがい落ち着いていて、のんきな人間だ	1	2	3	4
(E)	16 みんなと、すぐに楽しく話したりする	1	2	3	4
(N)	17 気が短い	1	2	3	4
(−L)	18 自分が悪いかもしれないのに、人のせいにする	1	2	3	4
(P)	19 知らない人たちに、初めて会うのは楽しい	1	2	3	4
(P)	20 好きな人をわざといじめたりして、楽しんだりする	1	2	3	4
(−P)	21 こころが傷つく	1	2	3	4
(L)	22 自分の癖は、いいものばかりだ	1	2	3	4
(P)	23 自分の母親は悪い人間だと思う	1	2	3	4
(E)	24 おおっぴらで、おおげさなところがある	1	2	3	4
(−N)	25 穏やかで、物事をゆっくりやる	1	2	3	4

表4-1　ストレス診断テスト1

[ストレス状態] あなたが今感じていることが、それぞれの文章にどの程度あてはまるかを、1・2・3・4の番号をチェックして答えてください。あまり時間をかけずにすばやく答えてください。

	あてはまらない	すこしあてはまる	だいたいあてはまる	よくあてはまる
1 怒り狂っている	1	2	3	4
2 イライラしている	1	2	3	4
3 悲しんでいる	1	2	3	4
4 不安でたまらない	1	2	3	4
5 何かを壊してしまいたい	1	2	3	4
6 逆上している	1	2	3	4
7 怖がっている	1	2	3	4
8 じっとしていられない	1	2	3	4
9 精根つきてしまった	1	2	3	4
10 口汚くののしりたい	1	2	3	4

この「性格診断テスト」の採点法を次にまとめておきます。

◆E得点が基準値（19点）より高いと外向的で、低いと内向的。

◆N得点が基準値（18点）より高いと情緒不安定で、低いと情緒安定。

◆P得点が基準値（12点）より高いとタフで、低いと繊細。

◆L得点が基準値（14点）より高いと偽装的（自分の気持ちを隠す）で、低いと偽装的でない。

◆E、N、P、Lの各得点は、それぞれ該当する1～25の項目の回答（1～4のいずれかの点数）の合計点。

◆（－）は逆転項目。回答の数字と得点を逆にする（回答1を得点4、回答4を得点1、回答2

表4-2　ストレス診断テスト2

[ストレス対処法]（自制と表出の仕方）　あなたがストレスを感じたり・いやな気持になったり・イライラしたりするときに、下の1-24のことをふつう一般的にやっているかどうかを、1・2・3・4の番号をチェックして答えて下さい。あまり時間をかけずにすばやく答えてください。

		やっていない	たまにやっている	たびたびやっている	いつもやっている
（制）	1　いやな気持を抑える	1	2	3	4
（外）	2　腹立たしい気持ちを表わす	1	2	3	4
（内）	3　不安な気持ちを人にみせない	1	2	3	4
（制）	4　落ちついて我慢する	1	2	3	4
（内）	5　すねたり、ふくれたりする	1	2	3	4
（内）	6　人から離れて、1人だけになる	1	2	3	4
（外）	7　人に皮肉なことを言う	1	2	3	4
（制）	8　冷静さを保つ	1	2	3	4
（外）	9　荒々しいことをする	1	2	3	4
（内）	10　イライラを隠す	1	2	3	4
（制）	11　気持ちや行動を抑える	1	2	3	4
（外）	12　人と言い合ったりする	1	2	3	4
（内）	13　誰かに恨みを抱くようになる	1	2	3	4
（外）	14　相手をやっつけてしまおうとする	1	2	3	4
（制）	15　平静さを保つ	1	2	3	4
（内）	16　自分の胸のなかだけで他人を非難する	1	2	3	4
（内）	17　外見よりも、自分はもっと怖がっている	1	2	3	4
（制）	18　人と比べるとよりはやく冷静になる	1	2	3	4
（外）	19　口汚いことを言う	1	2	3	4
（制）	20　気をしずめて、相手を理解しようとする	1	2	3	4
（内）	21　人が見ているより、もっと悲しんでいる	1	2	3	4
（外）	22　落ち着きを失って、不機嫌になる	1	2	3	4
（外）	23　人に自分のいやな気持ちを伝える	1	2	3	4
（制）	24　努力して腹立たしい気持ちをしずめる	1	2	3	4

を得点3、回答3を得点2とする)。

◆EとNの得点がそれぞれの基準値より高いか低いかによって、外向的か内向的か、情緒不安定か情緒安定かを見出すことができる。たとえば、内向・情緒不安定であれば、「憂うつ型」でタイプ1性格と判定される。

2 ストレス診断テスト

表4(60、61ページ)のストレス診断テストの1と2は、米国で発表された「ストレス診断テスト」に基づいて、日本人のためにつくられた検査です。

二つの検査によって、①現在のストレス状態(実際にこうむっているストレス)、②ストレス対処法の特徴(日頃の自制や表出の仕方)、③解消されていない免疫機能の抑制と結びつくストレスの大きさなどがわかります。

あなたの「ストレス状態」はテスト1の合計点で知ることができます。

あなたの「ストレス対処法」(自制と表出の仕方)はテスト2の(外)・(内)・(制)別にそれぞれ8項目を合計し、「(外)得点」+「(内)得点」−「(制)得点」+「16点」で表されます。

（外）はストレスを相手や他人に向かって発散する「外的表出」を表し、（内）はストレスを溜め込む「内的表出」、（制）はストレスを未然に防いだり、解消したりする「表出の自制」を意味します。

ストレスは、体の恒常性（ヒポクラテスのいう体液のバランスやベルナールのいうホメオスタ－シス）の乱れを引き起こす最も大きなこころの負担です。ストレスがいつも大きかったり、対処しきれなかったり、表出や発散の仕方がわるく、ストレスをいつまでも溜め込んでばかりいる人は、免疫力が低下し、がんが悪化しやすいのです。

3 人間関係診断テスト

次ページの表5の「人間関係診断テスト」は、相手にどう働きかけるか、あるいは、相手にどう反応するかを、バンデューラの「社会行動理論」や春木豊の「人間の行動コント

表5　人間関係診断テスト

下の1－24の文章をよく読んで、それぞれの文章がどの程度ふだんの日常生活での自分にあてはまるかを、1・2・3・4の番号をチェックして答えて下さい。正しい答え、誤った答えというものはありません。あまり時間をかけずに、全般的にみて自分がそう思うものを答えて下さい。

		あてはまらない	たまにあてはまる	しばしばあてはまる	いつもあてはまる
(S)	1　相手が何と言おうと、自分がやりたいことをやっていく	1	2	3	4
(C)	2　相手の相談ごとには、何でもよく応じる	1	2	3	4
(E)	3　相手が「良い」ということや、やればそれだけ相手から利益が得られることをやるようになる	1	2	3	4
(Ad)	4　自分が言いたいことを直接言うよりも、相手がそれに「気ずく」ようにしていく	1	2	3	4
(I)	5　自分から進んで一生懸命やって、直接相手を喜ばせる	1	2	3	4
(F)	6　良いことや悪いことは、はっきり相手に指摘する	1	2	3	4
(L)	7　相手がやりたがっていることや1人でできることに、あまり何か言ったりしない	1	2	3	4
(A)	8　相手から言われたことよりも、相手が本当に望んでいることを「察して」やるようにする	1	2	3	4
(S)	9　自分にできることは何でも自分で判断して、自分1人の力でやっていく	1	2	3	4
(A)	10　相手の様子を見て判断し、自分から進んで相手が「良い」と思うことや「喜ぶ」ようなことをする	1	2	3	4
(C)	11　相手の頼みごとを断わるようなことはしない	1	2	3	4
(F)	12　自分の考えや気持ちは、いつでも直接相手にはっきり伝える	1	2	3	4
(E)	13　自分から気をまわして何かやるよりも、相手から言われたことだけをきちんとやっていく	1	2	3	4
(L)	14　相手がやることには干渉しないで「見守っていく」	1	2	3	4
(Ad)	15　相手が悪いことや間違ったことをしていたら、指摘したりしないで、「自分で気づくように」していく	1	2	3	4
(I)	16　自分では正しいと思うことでも、相手がどう思うかを知るようにする	1	2	3	4
(Ad)	17　相手がやっていることを自分がどう思うかは、口で言わないで「動作や態度」で示す	1	2	3	4
(E)	18　自分がやったことに相手がはっきり何か言ってくれる時には、それに従うようにする	1	2	3	4
(A)	19　自分がやることを相手がどう思うかを判断して、自分をコントロールする	1	2	3	4
(L)	20　相手が1人でやるべきことを手伝ったりしない	1	2	3	4
(S)	21　相手がどう思おうと、自分が正しいと思ったことはやり遂げる	1	2	3	4
(I)	22　自分が言うことを「よく聞いてくれる」相手を求める	1	2	3	4
(F)	23　相手が間違ったことをしていれば、すぐにその場で直接注意する	1	2	3	4
(C)	24　相手が言うことを「聞き入れて」何でもやってあげる	1	2	3	4

ロール論」に基づいて点数化できるようにしたものです。

医療者と患者という「影響する人とされる人」のそれぞれが、互いにどのような人間関係を持ちやすいかを明らかにし、医療やカウンセリングの効果を促進したり妨げたりする互いの影響の仕方やされ方を知るために用いられます（114ページの図5参照）。

その診断結果に基づいて、個人個人に適した医療者と患者の人間関係の築き方を知ることができれば、がん治療やこころの支えの効果を促進し、互いのストレスを緩和し、QOL改善への方策を見出すことができるようになります。

このような互いの行動と反応を橋渡しするこころの働き方を理解できれば、互いの性格や行動に根ざした医療の効果を促進できるのです。

人間関係の判断をする上で重要なのは、日本の社会や医療の場でより有効な人間関係のタイプと、日本人に特有な性格のタイプとの間には、欧米よりも統計学的に有意な相関関係がみられることです。

問題となる日本人に特有な人間関係とは、

①相手の受け止めを「促す」（甘える）、②相手の認めを「感じとる」（察し）、③相手を「受け止める」（甘やかす・依存させる）、④相手を「認める」（しむける・暗に示す）。

というものです。

加えて日本人に特有な性格とは、①内向（相手に敏感）、②情緒不安定（相手を気にする）、③繊細（傷つきやすい）、④偽装（気持ちを隠す）というものです。

いずれも欧米の医療でみられる欧米人に特有なものとは逆の特徴を示しており、日本と欧米では、より良い効果的な医療を導く人間関係のタイプや性格のタイプが異なることを知っておかなければなりません。

したがって、欧米では安全で有効な治療法や面接の仕方が、日本では危険で無効であったりするのは、このような人間関係（こころを支える効果やストレス効果）の違いが影響しているからだと考えられているのです。

では、次に「人間関係診断テスト」の採点法をまとめておきます。

【相手に反応するタイプ】

Eは、相手に従う「服従」（欧米型）

Sは、自助努力する「自律」（欧米型）

Iは、相手に甘える「依存」（日本型）

Aは、相手の気持ちを感じ取る「察し」（日本型）

【相手に働きかけるタイプ】

Fは、相手に「押し付け」る（欧米型）

Lは、相手に「任せ」る（欧米型）

Cは、相手を「受け止め」る（日本型）

Adは、相手を「認め」る（日本型）

◆各回答の数字が得点になる。各タイプの得点は、該当する項目の合計点。

◆医療者の「受け止め」の得点が高い傾向や「押し付け」の得点が低い傾向は、「こころの支え」の促進や「ストレス」の緩和と結びつきやすい。

◆患者の「自助努力」の得点や「相手の気持ち（や意図）を感じ取る」得点が高い傾向は、闘病生活の促進や良好な予後・病状の回復と結びつきやすい。

4　QOL（生活の質）診断テスト

希望や意欲に満ちた闘病生活は、QOLや生き方の質、人生の質、生きがいを向上させます。また、良いＱＯＬは自己効力や自覚的健康を高めて心身の健康を増進し、免疫機能を活性化して、病気からの回復を促進してくれます。

つまり、患者のその時どきのＱＯＬの診断は、がん治療や医療者によるこころの支えの効果を判定するために必要不可欠なものなのです。ＱＯＬはなによりも、その患者の性格の働きによるもので、良いＱＯＬはストレスへの適応や対処を成功裡に導き、医療者との人間関係を豊かにして、治療の効果を高めていきます。

ＱＯＬは、その人のこころと体と社会とのつながりの全体に関わるものです。さらに、医療環境や文化の出来事との総合的な関係を反映するものと考えられています。

ＱＯＬのそれぞれの要因（社会とこころと体）がどのような結びつき方をしているかがわかれば、がん治療の効果や病気からの回復の様子を知ることができ、治療法の選択や闘病生活の調整ができるようになるのです。

次ページの表6の「ＱＯＬ（生活の質）診断テスト」は、日本のがん患者や健常者のこころの働き方や行動の仕方の３００項目以上にわたる特徴の細かい分析（多変量解析）に基づいて、14の病状と6つの病気に対する項目からなっています。

この「ＱＯＬ（生活の質）診断テスト」の採点の仕方は次の通りです。

表6　QOL(生活の質)診断テスト

下のそれぞれの項目に、最近の自分のことを考えて答えて下さい。並んでいる回答(1・2・3)のなかから、あなたの身体やこころの状態・人との関係にいちばん近いものを選んで、番号をチェックしてください。

(−B)	1　身体の調子はいかがですか 1　とてもよい　2　少しはよい　3　よくない	
(B)	2　疲れやすいと感じることがありますか 1　よくある　2　たまにある　3　ほとんどない	
(−P)	3　気分はいかがですか 1　よい　2　ふつう　3　わるい	
(−B)	4　自分がしたいと思っていることができますか 1　よくできる　2　少しはできる　3　できない	
(P)	5　日常的なことで、いつも気にかかっていることや心配なことがありますか 1　ある　2　少しある　3　まったくない	
(—P)	6　ストレスの解消はうまくいっていますか 1　うまくいっている　2　少しはうまくいっている 3　うまくいっていない	[態]
(B)	7　身体のどこかが「おかしい」と感じることがありますか 1　よくある　2　ときどきある　3　ない	
(B)	8　身体のどこかが痛むことがありますか 1　常に痛みがある　2　ときどきある　3　ない	
(P)	9　病気になったときに、「病気が治らないのではないか」と考えることがありますか 1よくある　2　たまにある　3　ない	[態]
(P)	10　イライラすることがありますか 1　よくある　2　あまりない　3　まったくない	
(−P)	11　病気になったときに、「病気であることを忘れる」ことがありますか 1　よく忘れる　2　たまに忘れる　3　忘れない	
(B)	12　のどや胸に、何か「つかえるような感じ」がありますか 1　よくある　2　たまにある　3　まったくない	
(S)	13　孤独感を感じることがありますか 1　よくある　2　たまにある　3　ない	
(−B)	14　食欲がありますか 1　ある　2　少しはある　3　ない	
(−B)	15　睡眠は充分とれていますか 1　よく眠れる　2　ときどき眠れない　3　眠れないことが多い	
(−S)	16　まわりの人達は、あなたを必要としていると思いますか 1　必要としている　2　少しは必要としている　3　必要としていない	
(P)	17　生活に、不安を感じることがありますか 1　よくある　2　たまにある　3　ない	[態]
(−S)	18　家族や隣人、友人との付き合いは、うまくいっていますか 1　うまくいっている　2　少しはうまくいっている　3　うまくいっていない	[態]
(S)	19　ペットや植物など、大事にしているものがありますか 1　よくある　2　たまにある　3　ない	[態]
(−P)	20　現在の生活に満足感がありますか 1　ある　2　少しはある　3　ない	

◆Bは「体」についての項目、Pは「こころ」についての項目、Sは「社会」(人間関係)についての項目。[態]は「病気に対する態度」についての項目。

◆回答の1は1点、2は2点、3は3点の得点になる。

◆B・P・Sの得点はそれぞれ該当する項目の合計点。

◆(ー)は逆転項目。回答の数字と得点を逆にする(例:回答1を得点3、回答3を得点1とする)。

◆20項目の合計が、QOL得点。B得点が高い傾向は「病状が改善されていること」、P得点が高い傾向は「ストレスが緩和されていること」、S得点が高い傾向は「こころの支えが得られていること」を示している。

5　免疫力診断テスト

次ページの表7の「免疫力診断テスト」は、がん細胞を攻撃して病気の進行を防いだり、治したりする体の働きを中心に、免疫力の活性化の様子を知るために用いられる自己診断テストです。

表7　免疫力診断テスト

下の1—25までの文章をよく読んで、それぞれの文章がどの程度ふだんの日常生活での自分にあてはまるかを、1・2・3・4の番号をチェックして答えて下さい。正しい答え、誤った答えというものはありません。あまり時間をかけずに、全般的にみて自分がそう思うものを答えて下さい。

	まったくあてはまらない	すこしあてはまる	だいたいあてはまる	とてもよくあてはまる
1　失敗しても、気にしたり落ち込んだりしない	1	2	3	4
2　好きなことに夢中になる	1	2	3	4
3　自分の健康に自信をもっている	1	2	3	4
4　人の分まで仕事を引き受けたりしない	1	2	3	4
5　イライラしたり・くよくよしたりしない	1	2	3	4
6　1人でじっとしていることはない	1	2	3	4
7　過労になったりしない	1	2	3	4
8　声を出したりして、よく笑う	1	2	3	4
9　自分は何でもできると思う	1	2	3	4
10　睡眠不足にならない	1	2	3	4
11　人とよく話し合ったりする	1	2	3	4
12　嫌なことを我慢したりしない	1	2	3	4
13　いろいろなものをよく食べる	1	2	3	4
14　すべてを悪い方向へ考えてしまったりしない	1	2	3	4
15　体温は高い方。体を冷やしすぎたりしない	1	2	3	4
16　身体をよく動かしたりする	1	2	3	4
17　他人のことをあまり気にしない	1	2	3	4
18　肉や卵、魚介類をよく食べる	1	2	3	4
19　嫌なことはすぐ忘れる	1	2	3	4
20　たばこは吸わない。たばこの煙を避ける	1	2	3	4
21　楽天的で、将来のことを心配したりしない	1	2	3	4
22　酒や薬はあまり飲まない	1	2	3	4
23　家族や友人・隣人・知人がたくさんいる	1	2	3	4
24　よく感動する	1	2	3	4
25　新しいことにチャレンジする	1	2	3	4

今日、とみにその進展の著しい精神神経免疫学や健康心理学の科学的根拠に基づく知識や情報を、ひとつにまとめてつくられています。ふだんの生活や行動の仕方にあらわれるこころの働き方や、人間関係に起因するストレスへの対処の仕方、生活習慣、行動病原、行動免疫原などの特徴を通して、免疫機能が活性化されているかどうかを知ろうというものです。

25項目のそれぞれの回答の数字の合計が、「免疫力活性化」の得点です。

得点が75以上であれば、点数が高いほどストレスをいつまでも溜め込む傾向が少なく、よく発散したり、解消したりすることができています。

また、生活習慣による栄養不足や体の恒常性の乱れ、代謝状態の低下も少なく、免疫力は活性化されていて、がんの発症や進行を食い止めたり、治療を促進したりする可能性が高いといえます。

得点が50以下の人は、要注意です。まず、ストレスを溜めやすい自分の性格（表3参照）や、ストレスを未然に防いだり発散したり解消したりすることができにくい行動の仕方（表4参照）と、人とのかかわり方（表5参照）をよく認識し、日頃の生活習慣を改善することが大切です。

そして、本書をつづけてお読みになり、免疫力を活性化して、がんを予防したり、がんに打ち勝つことができるようになることをお勧めします。

第4章

がんになりやすいこころの特徴

1　がん患者に多くみられる「憂うつな性格」

すでに紹介したように、体質や気質の違いに注目したがん医療は、古代ギリシャやローマ帝国の時代から行われてきました。

体の恒常性の乱れや、こころのあり方、その背後にある体質や気質によって健康であったり病気になったり、治りにくかったりすると考えられていたのです。

そのためこの時代の医療者は、一番良い医療を行うためには個々の患者によって異なる体やこころの働き方に注目して、こころと体をトータルに支えることが重要と考えていました。

20世紀の健康心理学研究の第一人者、ジョーゼフ・マタラゾーは、「病気を予防したり、病状を緩和したりするような行動習慣」（行動免疫原）や、「病気を引き起こしたり、病状を悪化させたりするような行動習慣」（行動病原）をより多く示す人たちがいることを明らかにしました。

「快活な特徴」を示し、感情的に安定した外向的な性格の持ち主は、健康な生活習慣（行動免疫原）を多く示し、楽天的で生活を楽しむ意識を持っています。将来をあれこれと思い煩うことなく、くよくよしたり落ち込んだりすることが少ないのです。

また、前向きで活気があり、他人によく応答し、世話好きで、なごやかな雰囲気をかもしだし、落ち着いていて、リーダーシップに富んでいます。病気などの不確かな時には最善を期待し、我慢強く、何事にも自信や意欲に満ちています。

ヒポクラテスやガレヌスの時代から、このようなタイプは長寿者が多く、理想的な医療者像としても注目されてきました。ここで思い出されるのが、「病気の治療や予防の多くが、医療者自身や患者のこころの状態によって左右される」ことを指摘した近代臨床医学の父オスラーです。彼も、やはり患者にストレスを与えることのない、あたたかい人間愛にあふれた人物でした。

一方で「憂うつな性格」の持ち主は、落ち込んだ様子や雰囲気が感じられ、悲観的で、がんをわずらっている人や病状が悪化しやすい人、治療後の経過が思わしくない人たちのあいだで多くみられることが古くから知られていました。

さらに憂うつな性格を持つ人たちは、「行動病原」を多く持ち、医療者から受ける告知や検査結果、病状の悪化の知らせなどによるストレスへの対処をうまく行うことができません。

したがって、ストレスによる内分泌機能や栄養状態への影響を受けやすく免疫機能が低下しやすいので、がんの悪化が起こりやすいのです。

また行動病原と結びつく憂うつな性格の医療者は、患者にストレスを与えやすいことが知られています。

このような「がん関連性格」とよばれる特徴の持ち主は、感情を抑制する傾向が著しく、医療者に敵対的な態度や怒り、不安などを表しません。また、ストレスにうまく対処することができないで絶望感や無力感に陥りやすいのです。

このような特徴は、すでに18世紀に、がん医療に携わる専門医たちの間で広く知られるようになっていました。

がんになりやすい生活習慣を多く持つ人、がんになっている人、がんが治りにくい人たちのこのような性格特徴が、日常の不快な情動反応やストレス体験と深く結びついていることがわかっていたのです。

19世紀に入ると、英国のパジェットは腫瘍外科学の領域で、またナンは乳がん患者について、憂うつな特徴や状態と病状とのかかわりを明らかにしました。

さらに疫学者スノーは、地域社会の特徴とがん患者のこころの特徴や状態との結びつきを解明しました。

このように、ヒポクラテスやガレヌスによって観察された「がんとこころとの結びつき」は、科学的な事実として広く認められるようになってきたのです。

20世紀に入ると、がんの病状や治りにくさなどとつよく結びつく性格や（行動病原・行動免疫原などの）日常生活の特徴が、さらに詳細に明らかにされました。

米国のル・シャンらによると、がん患者は、多かれ少なかれ、憂うつで、ふさぎ込んだ様子を示し、

「過度に協力的で、相手の要求にすぐに応じてよく従い、平穏な雰囲気を漂わせ、自己主張したりすることはほとんどなく、何事にもよく耐え（あるいは、そのような印象を人びとに強くあたえ）他人と争ったり対立したりすることがなく、怒りや不安などの感情を人の前で示すことはほとんどない。ストレスを感じていてもそれをあらわにすることはなく、こころを硬く閉ざしていて、自己犠牲的で、希望を失いやすく、自分には何もできないと思い込んでいる」

といったこころの特徴や状態を持っているといいます。

2　がんの診断結果と結びつくこころの特徴

このような背景のもと20世紀も後半になると、より科学的なデータの積み重ねや症例研究によって、がん進行の経過や治療成績と結びつく性格や患者のこころの実情が再確認されるようになってきました。

英国の内科医キッセンらによる一連の研究によって、肺がん、乳がん、子宮頸がんなどの診断結果や病状の悪化と、不快な感情を抑制し怒りや悲しみなどをうまく発散できないで無力感や絶望感に陥りやすい傾向との間に、明確な相関や因果関係がみられることが明らかにされたのです。

しかし、がんという「体」の病気も患者の「こころ」や「行動」（生活習慣）も極めて複雑で、決してひとすじなわでいくものではありません。

いずれにしても、「性格特性や生活習慣とがんとの因果関係」の解明は、これからの新しい研究方法の開発と導入をまって進めていかなければならない分野ということができます。

クロニンガーらは、性格検査の得点によって明らかにされた「新しいものを求める傾向」

（タフ性や外向性）と神経伝達物質（ドーパミン）の放出の促進や抑制にかかわる「遺伝子」との間に、また「不安になりやすい傾向」（情緒不安定性）と神経伝達物質（セロトニン）の転送にかかわる「遺伝子」との間に、相関関係があることを示すデータを指摘していま す。

さらに、アイゼンクらは、タフな性格である「P特性」（59ページの表3、82ページの図4参照）は、男性ホルモン（テストステロン）の活性化（前立腺がんの危険因子）と深いかかわりがあることを指摘しています。

今日、洋の東西を問わず増加の一途をたどっている前立腺がんや乳がんは、ホルモンに依存して増殖する特徴があります。

前立腺がんの原因となる遺伝子変化や体質を考えるときには、テストステロンに関連する増殖関連遺伝子とともに、このような性格「タフな特徴や繊細な特徴」（P特性）にも注目しなくてはなりません。

これまで、がんの早期発見や早期治療においては、複雑な遺伝子診断や腫瘍マーカーなどの長期にわたる定期的な血液検査に頼ってきました。しかし、こころの特徴とがんとの関連についての研究成果によって、体に危害や負担を与えることなく、安全、簡単、迅速、

図4　性格は、「5つの要素の段階的な因果関係によって成り立っている」というアイゼンクの考え方

体質·気質·行動（生理·心理·社会）の個人差を
「ひとつにまとめ合わせて」とらえている

性格

ミクロ ←→ マクロ

(1)	(2)	(3)	(4)	(5)
DNA	神経 内分泌 新陳代謝	外向―内向性(E) 情緒不安定―安定性(N) タフ―繊細性(P) 偽装―非偽装性(L)	感情 欲求 動因	行動
遺伝子 『原型』 分子	体質 生理	次元 『顕型』 特性	気質 心理	社会 『規範型』 文化
	細胞 組織 器官	憂うつ型(内向·不安定) （タイプ1） 興奮型(外向·不安定) （タイプ2） 冷淡型(内向·安定) （タイプ3） 快活型(外向·安定) （タイプ4）	認知 記憶 学習	

（1）性格のミクロな要素は「DNA」のなかの「遺伝子」で、体質のもとになるその「分子」構造は性格の『原型』（ジェノ・タイプ）とよばれている。
（2）遺伝子DNAは蛋白質分子・酵素の構造を介して、「神経·内分泌·新陳代謝」などの「生理」機能にかかわる「細胞·組織·器官」の特徴をつくりだし、「体質」の働きを導き出している。
（3）体質は「外向―内向性·情緒不安定―安定性·タフ―繊細性·偽装―非偽装性」などの「次元」をつくりだし、次元が組み合わさって性格の『顕型』（フェノ・タイプ）とよばれる「憂うつ型·興奮型·冷淡型·快活型」などの「特性」（性格型）が構成されている。性格型は、それぞれ8つの基本的特性（トレイツ）からなっている（図3参照）。
（4）特性は「感情·欲求・動因」などの「気質」の働きを導き出し、「認知·記憶·学習」などの「心理」機能の特徴をつくりだしている。
（5）心理機能は性格のマクロな要素である「行動」を通して「社会」をつくり出し、社会によって性格の『規範型』（モーダル·タイプ）とよばれる「文化」が形成されていく。内向·情緒不安定·繊細·偽装は、「日本の文化」に、外向·安定·タフ·非偽装は、「欧米の文化」に、規範的な特性といわれている。

正確に行える性格検査を、がんの早期発見・早期治療へ応用されることが期待されているのです。

第5章

医療者のこころ、患者のこころ

1 医療者のこころ――医療への過剰適応と患者の願いへの「のめり込み」

「精も根も尽き果てるような働き方をせずとも、安全な医療が提供できること――今年の目標」

これは、済生会栗橋病院（埼玉県久喜市）で勤務していた19年目の中堅医師からの年賀状に書かれていたことばです。

この切実なこころの奥底からの叫びからは、今日のがん医療の現場の実情（ストレスや過労）がありありとうかがえます。それだけでなく、自らを犠牲にした献身的な医療活動への過剰適応や、患者の願いや希望にのめり込むあせりや苛立ちという医療者の心理を如実に示しています。

その背景には、時代とともに高まりつつある患者やその家族の権利意識や甘え、セルフケア（病気や健康の自己管理）への自信や意欲、そして医療知識や情報の欠如というものがあるのです。

多くの医療従事者は、明確な目的意識と強固な精神力に培われ、他者に力を尽くすことを信条として励んでいます。医学部を卒業するまでの長年の勉学の後、患者の生命を預かるのにふさわしい実力を身につけるために医療現場で研修に励み、中堅になって以降も、どんなに忙しくても目の前で苦しんでいる患者に寄り添い、その役に立つことができる誇りや喜び、使命感（ヒポクラテスのこころ）を感じて頑張っている事実を見逃すことはできません。

自分の健康や生活そして家族までも犠牲にして、患者のためにはやく良くしたいと願って精一杯努力しても、現在の医療技術の不確実性と限界の壁を取り除くことはできません。そんな現実に、日夜苦悩してストレス（対処することがほとんど不可能なこころの負担）にさいなまれているのです。

医療者は、患者一人ひとりに、必要な検査や治療、ケアについて「充分に同意でき納得のいく説明」（インフォームド・コンセント）をして、患者の信頼や医療の質「安心と安全」に対する期待にこたえるために努力を続けています。

しかし、先進国で最低レベルに抑制された医療費と医師不足の日本では、「3時間待ち・3分診療」「救急患者のたらい回し（受け入れ不能）」などに象徴されるように、世の人びとが求めている医療を提供する体制にはまったく追いついていません。

入院や通院を問わず、がん医療の現場では、医療者（それぞれ異なった領域を担当できる専門医や看護師、こころのケアの専門家）の数に対して、患者や病気・障害の数がはるかに多く、患者のこころを支え、医療従事者のこころのケアに携わる臨床心理士、さらにそれを支える病院スタッフはほとんどいないという実情があります。

そのような状況で、がん医療は常に安全であること、正確であること、最先端の技術であること、そして温かく人間的な対応でなければならないことまでが要求されます。世の人びとの間では、命を預かる現場では不確実さなどあってはならないと信じられているのです。

このような状況下では、本来治るべき病気を治すための、さらに「がん難民」とよばれる「もう治療法は無いといわれて」見離されたと感じている人たちの辛さを持ち合い共感する、時間も体力も保つことは困難です。

安全で効果的な医療が行われるには、まず医療者自身が心身ともに健康でなければならないはずです。

このことは、ヒポクラテス以来いつの世にも医療者に求められてきました。

このような医療者の心理、すなわち、充分な納得のいく医療を行いたくてもできないことへの苛立ちは、患者の心理、すなわち、安心できる充分な医療が受けられないことへの不満と相まって、今日のがん医療における大きな問題になっています。

診たくても診ることができない過酷な状況のもとで、それを自覚し、ストレスにさいなまれた医療者が、「病気だけ診て、人を診ない」と糾弾され、がん医療において治療効果に求められる医療者と患者の人間関係のありかた（互いに相手を受け止め合う関係）に暗い影をなげかけるという悪循環を生じているのです。

昨今、問題になりつつある病院内暴力や暴言（患者やその家族が医療者のこころや体を傷つけるという出来事）は、このような医療者の心理の背景にある患者の心理を如実に示しています。

すなわち、患者の「患」という字は「串刺しの心」と書くこと、そしてギリシャ語の苦痛に耐えることを意味する「パテーマ」が「病気」を表すことに象徴されるように、病める者のこころの苦しみの問題が潜んでいるのです。

2　患者のこころ――病気への知識不足と医療者への「依存」

患者のこころの問題、すなわち「医療者の顔色や何気ない一言に一喜一憂したり、一度疑いだすと何もかも疑わしく思われ信じられなくなったりしてしまう患者の心理」の背景には、患者の医療や医療者への過度の依存傾向や「甘え」、そして自助努力の欠如があります。私たちはこの事実から目をそらせてはいけないでしょう。

このような患者のセルフケアの欠如や医療者に対する過度の要求や期待は、医療現場の情報提供の不足（病院側の努力の欠如）にもまして、自分の病気やその治療に伴う安全性と危険性、医学や医療技術についての知識不足（情報収集や学習への努力の欠如）を意味しているのです。

患者が、この章の冒頭で紹介したような追い詰められた医療者のこころの叫びを充分に理解し、自分の病気や医療現場について正しい知識や情報を持つことができれば、患者のこころの問題、すなわち安全で安心な納得のいく医療を受けられないことへの不安や苦しみの解決への糸口が見出されるはずです。

それがひいては、医療への不満や不信、院内暴力、そして医療者の過労やストレスによる治療の不備や医療事故を未然に防いで、多くの患者の不幸な結果や医療の崩壊を食い止めるきっかけとなることが期待されるのです。

がん医療は、患者やその家族と医療者が共に努力し、協力して病気と闘う協同作業です。

そのためには、互いの長所を助長し、短所を補うような、相補的な関係を、迅速に見出す努力が必要です。

しかし現実には、医療者に全面的に依存する患者や家族は、少しでも自分たちの願いや希望が満たされないと感じると、時には医療者への依存の度合いが強いほど不安になり、苛立ち、病院選びに明け暮れます。そして、時には医療者の体やこころを傷つける暴力や暴言へとエスカレートしていきます。

ここで、先進国一医師不足の日本では、「主治医は、一度担当した患者を継続してずっと全人的にケアしていく」ことが珍しくないという事実を、患者は決して忘れてはなりません。

初診・診断から、告知・治療・検査、合併症や後遺症の処置、予後の判断、さらに治療後の経過観察・転移や再発の治療・回復後のフォローや社会復帰後のアフターケアにいたるまで、一人の医師が主治医として、多くの同僚たちに支えられながら定期的にチェックし、検査を続け見守りながらかかわっていくのです。

そのため主治医に対する患者の依存度は極めて高く、信頼する医師には死ぬまで面倒をみてもらいたいと願うのです。

一度手術を受けると、がんが治った後も風邪をひこうが頭が痛くなろうが、また健康診断であろうと、何でも診てくれることを当然のこととして、病状の重い軽いに関わりなく総合病院の専門医である主治医のもとを訪れることは珍しくありません。

そして日本では、このような要求に応える主治医が「やさしくて良い医療者」だと思われているのです。

とにかく医師不足の日本では、がん医療を専門的に実施するそれぞれの専門医が絶望的に不足しているのが現状です。

理想をいえば、病態に応じて、

①手術をはじめ、抗がん剤・内分泌療法・放射線などの積極的な治療を行う「外科医・腫瘍内科医・放射線医」

②病気の進行や治療に伴う心身の苦痛を取り除く「緩和ケア医」

③いざという時に対応できるように用意をととのえて、病状を観察しながら自然の治癒を待つ「かかりつけ医」

など、それぞれの医師に重要な役割が期待されます。

ところが、現在の医師不足の日本の医療現場では、ヒポクラテスやオスラーが述べたような、病気ばかりでなく、患者を人としてトータルに診ることや患者の「こころの問題」（免疫機能を妨げるこころの痛みやストレス）を重視することまではとても手が回りません。

多くの治療や診断はそのつど専門的に細分化され、こころを持った人間（苦しみに耐える人＝ペイシェント）を診るのではなく、臓器や器官、さらには細胞や遺伝子・ＤＮＡを診る医療にならざるをえないのが現実です。

しかし専門性を追求すれば、逆に専門以外のことは見落とされがちです。患者のこころを診て、一人ひとりを全人的にとらえる医療は、患者にとっても家族にとっても望ましいもので、理想的な病気の治療といえるはずです。

今日の日本の医療に求められているのは、先進国で最低レベルに抑制された医師をはじめとしたスタッフ不足を改善し、一人ひとりの患者の病態と医療現場の実情にそくして、手術や放射線療法・抗がん剤治療・こころのケアに携わるそれぞれの専門家が、チーム医療を提供できる体制作りなのです。

3 「こころある患者」と「こころある良医」

患者が本当に求めるのは、病気だけではなく、自分を人間としてトータルに診てくれる、こころの痛みがわかる「赤ひげ」タイプの医師であるといわれます。患者のこころをしっかりとらえて離さない一対一の人間関係、つまり互いの信頼と意思の疎通に支えられた主治医の姿です。

いいかえるならば、「赤ひげ」タイプの医師とは、医療者と患者の視点の双方から、患者の訴えや自覚症状をよく聞き、細分化された検査や標準治療の枠を超えて全身を診て、総合的に対処し、自分自身のこころの葛藤や患者の心配や悩みを解決する医療者なのです。

つまり、既存の治療法では治らないと判断されたり、病状の悪化の原因がわからず問題が生じたり、患者の訴えが続いたりしたときには、決まりきった普通の検査だけですべてをかたづけず、何度でもはじめから徹底的に調べなおす医療者、原因を明らかにして、その患者の体やこころに合った最適の治療法がみつかるまで努力を続ける医療者なのです。

がん医療の崩壊にもつながりかねない多くの問題の背景には、患者と医療者の人間関係の不適切さ、意思疎通の不充分さ、とりわけこころのふれ合いの欠如が直接の引き金としてかかわっているという事実を見逃すことはできません。

今日求められているのは、患者に寄り添い、患者がいうことにじっくり耳を傾け、共感的にこころがふれ合うことのできる医療者の存在です。

そして医療者を尊敬し、信頼して治療を任せることのできる患者の存在です。

つまり、「こころある良医」（つまり良き臨床医）と同時に、「こころある患者」の出現、そして、互いに感動し合うことのできる人間関係を促す社会のあり方や、医療者養成の制度（医学教育）が切に望まれているのです。

人それぞれのがん医療では、多様な患者のこころと、さまざまな顔を持つがん病態に、医療者のこころや面接の仕方（第6章で詳しく述べる人間関係のタイプ）がどのように関わるかが、治療やケアに大きな影響を及ぼします。

患者の体とこころと行動の特徴、すなわち体質や気質、性格だけではなく、互いのこころのふれ合い方（影響の仕方やされ方）に配慮した人間関係の持ち方（114ページの図5参照）、互いの相手に対する行動や反応の仕方の調整が求められるのです。

このことは、今日の高度な技術に支えられた複雑ながん医療では、でき得る限り多くの専門スタッフによって情報や知識が共有され、互いのこころがひとつにとけ合って、信頼と協力に培われた共同作業が提供できる体制づくりが必要であることを意味しているのです。

患者のこころを理解しないで、体の治療にのめり込む行き過ぎた対応は、医療者本人には自覚されないままストレスとして蓄積されます。それが最高潮に達すると燃え尽き症候群や過労死を引き起こすことになります。

厚生労働省の調査（2006年）によると、病院勤務医の労働時間は1週間当たり平均63・3時間で、月平均の時間外勤務は過労死の限界（月80時間）をはるかに超えています。ちなみに、外科医の7割が当直明けに手術を経験し、うち8割が手術の質の低下を実感していることが、日本外科学会の調査（2011年）で明らかにされています。

本当に患者やその家族を病気やストレスから守ろうとするならば、医療者も自らの健康を守らなければなりません。近代的な看護法を創始し「クリミヤの天使」と慕われた英国の看護師フローレンス・ナイチンゲールは、

「犠牲のない献身こそが、真の医療につながる」

という言葉を残しています。

それには患者の協力が欠かせません。患者が医療者のこころを受け止めて、医療者の健

康を守ることができれば、多くの医療ミスや病院内暴力を未然に防ぐことができるでしょう。そして、互いに寄り添うこころのふれ合いを通して、双方にとって安全で有効な医療が行われるようになることは間違いありません。

患者のこころを無視した医療者の態度や対応の仕方は、患者が医療者から見離されたと感ずることによる絶望感や無力感をもたらして、患者のストレスを増大させます。やがてナチュラル・キラー（ＮＫ）細胞の活性が低下し、免疫機能は抑制され、がんは悪化していくのです。

これに対して、医療者が患者のこころを大事にして、その治りたいという願いや希望に注目する医療は、「その能力と判断の限りにおいて患者の利益になると思う医療を行い、悪くて有害だと思う方法は決してとらない」という「ヒポクラテスの誓い」のなかにもみられることなのです。

しかし、人間不信や疎外感が色濃く漂うグローバル化社会を反映した今日のがん医療の現場は、医療者と患者のこころがふれ合う関係が、ヒポクラテスやオスラーの時代のようにはうまく機能しにくくなっています。

こころのふれ合いに基づくがん医療の重要な課題のひとつは、医療者が、治療効果を促進する患者のこころのユニークな働きを引き出し、活用することです。

その結果、患者が医療者にすべてを任せて依存ばかりしていないで、自らの判断や意思で行動できるようにすることなのです。

自律的で積極的な性格を持つ患者は、医療者が、患者の医療知識や判断、闘病意欲をよく理解し信頼する態度をみせれば、自らの努力でがんとの闘いに立ち向かえるようになるものです。自助努力によって、自分にできることは自分でするようになり、治療にとって無益なことをしないようになります。

認知心理学者バンデューラらの研究で、このような患者が営むケア、すなわち病状や健康の自己管理は、自分の病状を客観的に正確に判断し、がん治療の効果を促進することが知られています。

患者の自律的な闘病生活を重視する医療者と、自らの努力によって闘病生活に励む患者のこころがひとつにとけ合って医療が行われると、治療効果が大きく促進されます。

しかし医療者が、患者の知識や努力を根拠もなく過信することは、患者の独断的な独りよがりの闘病生活を招き、治療にとって決して望ましいものではありません。

一方では、患者の体に注目し治療に専念する医療者であっても、患者のこころを受け止めることができず、ひとりの人間としての存在を無視して互いのこころのつながりが失われると、医療不信を招きかねないことは以前から指摘されていました。

それは、患者のために何とかしなければならないという医療者の思いが、体の治療目標だけを患者に「押し付ける」ことに起因しています。その結果、患者が目指す人生の目標や生きがいは失われ、患者がこうあってほしいという願いとは異なる、医療者が技術的にこうあるべきだと考える医療が行われてしまうからです。

そこで常に求められるのが、多様な一人ひとりの患者の正確な科学的事実に基づく豊富な医療情報の提供、そしてさまざまな症例の紹介やそれらとの比較説明などです。

さらに、専門用語をできる限り避け、その患者の病状と治療について充分な説明と質問、納得そして同意（インフォームド・コンセント）が繰り返し丁寧に行われることです。

このような医療者と患者の途切れることのないこころのふれ合いや相互作用に導かれた人間関係によって、患者のストレスは緩和され、がん治療を支える免疫機能が活性化されていきます。同時に、患者の医療者不信、そして医療者のストレスや健康被害に起因する医療過誤の多くを、未然に防ぐことができるようになるのです。

患者自身の努力による闘病生活は、気ごころの合った医療者による積極的なサポートを伴ったものであれば、治療にとって望ましいものです。科学的な根拠に基づく医療者のサポートによるそれなりの学習や訓練が効を奏することになるのです。

その意味でも、「病は気から」を「健康は気から」に転換する書籍療法（ビブリオ・セラピー。巻末付録参照）は重要です。これは「読む薬」とよばれ、病気をつくる悩みの解消法や病気を克服して、健康に生きるためのエッセンスについて学ぶものです。

このような自己学習や医療者との共同作業によって、自分の病気や治療に関する充分な知識や情報を身につけた後であれば、独断的な誤った判断に基づくセルフケアが行われることもなく、安全で有効な治療が行われていくことになります。

こころや体にやさしい有効な治療やケアは、常に医療者と患者のこころのふれ合いに基づく共同作業によって、互いに信頼して協力する関係のなかで導かれることを覚えておく必要があるでしょう。

4　互いのこころを受け止め合う関係

患者のこころを支え、ＱＯＬを高めてがん治療に望ましい効果をもたらすために、医療者と患者の人間関係をどう導けばよいかは、家族の安心にとっても医療者自身のＱＯＬや健康にとっても重要な課題です（第6章参照）。

第一に、こころの受け止め合いの欠如によるストレスが、医療者の治療の仕方や患者の免疫機能にさまざまな影響を及ぼすからです。

第二に、患者の訴えや希望を受け止めない医療者と、医療者の治療に納得できない患者の人間関係が、互いのこころの負担になり、患者の体の恒常性が乱れて、神経やホルモンの働き、栄養代謝過程が妨げられる大きな要因になるからです。

したがって、互いに相手のこころを受け止め合う関係が、医療者と患者の性格や行動の仕方の特徴に合わせて、治療目的や医療現場の実情に応じて使い分けられ、治療が行われるようになることが望まれます。

そうすることで、医療者の充分な説明に基づく積極的な治療への、患者の納得と同意が導かれ、互いの理解の欠如や誤解が解消されて、ストレスを未然に防ぐことができるのです。そして、ＱＯＬが改善され、体力の低下が和らぎ、免疫機能が活性化されて、がん治療の効果を高めることが期待されるのです。

ところで、「愛憎相半ばする」といわれるように、医療者に対する患者の信頼感や依存性、すなわち医療者の受け止めを期待する傾向が強いほど、少しでも自分の欲求や希望が満たされないと感じると、一転して怒りや苛立ちに変わってしまうことがあります。

そこには土居健郎が指摘する、日本人に特有な心情や日本の古くからの因習である「互いに相手のこころを察して受け止め合う人間関係」に根ざした義理・人情や、「甘え」（相手に対する感情的依存）が、深くかかわっています。

こうした患者のこころを守り、より良い医療を達成しようとする「医療者の温情的なこころ」（パターナリズム）が、いいかえれば、医療者の献身的な診療への傾向が強いほど、医療者自身の過労や燃え尽きなどのストレス状態に陥って、健康被害にさいなまれ、医療過誤におちいりやすくするのです。

ここで問題になるのは、医療者側に常に過剰にみられる、患者のこころを全面的に「受け止め」ようとする献身的な医療の姿です。

このような医療者の患者への対応の仕方や態度、いわゆる「よく世話をやき・面倒をみる・かまいすぎ」とよばれるものは、欧米の医療者の毅然とした「合理的な態度」とは著しい対照をなすものです。

人は誰でも患者になると、たとえ治療に納得できないときでも、医療者の合理的な態度を受け入れて、すべてを任せるしかないと思うようになります。病状が大して悪くなくても、医療者が見回り、声をかけてくれたりするとすごく頼りになると思うようになります。

従来わが国では、医療者の察しや気配りを伴う「父親のように守ろうとする」温情的な態度を、多くの患者や家族が信頼し安心して受け入れ、任せてきました。

このような人間関係の医療では、医療者は常に自信や意欲を持って、落ち着いて正確にその知識や技能を発揮することができました。ストレスや過労も少なく、医療ミスが大きな問題として取り上げられることもなく、ほとんどの患者は治療やケアに満足を感じ、治療成績が特に問題となることはなかったのです。

しかし時代はグローバル化の世の中になって、自己意識や権利意識の高まりから、温情的なストレスの少ない偽りの告知や、曖昧な医療情報の開示、いわゆる患者や家族に心配をかけたくないという医療者の配慮よりも、過酷なストレスの多い真実の告知や情報を、患者や家族が求めるようになってきました。

これは互いに相手の「こころを受け止め合う」関係ではなく、「互いに医療を受ける権利や医療を施す権威を押し付け合い、自己主張し合う」関係を、患者や家族そして医療者が求めるように変わってきたことを意味しているのです。

がん医療は、患者とその家族と主治医、そしてがんと向き合うこころのケアの専門家、多くの現場スタッフの互いのこころの受け止め合いと協力による、共同作業でなければなりません。ところがマンパワー不足の日本の医療現場では、医療者側の「受け止め」（負担や犠牲）がより多くみられ、それに見合った患者やその家族の「受け止め」（気遣いや協力）が少ないこと、そして「押し付け」（自己主張や要求）が多いことが、大きな問題になっているのです。

しかし時代は移り変わって、患者と医療者との人間関係とがんの病状の変化との結びつき方は、人それぞれであることがわかってきました。洋の東西を問わず双方の性格や考え方の違いによって病状のあらわれ方は大きく異なり、同じ告知や人間関係の治療で望ましい回復がみられる患者もいれば、ＱＯＬや病状の悪化を招き不幸な転帰をたどる患者も数多くみられるのです。

患者も家族も医療者も、人は誰でも誤解されたり、コミュニケーションがうまくとれずに自尊心を傷つけられたり、気持ちを表すことができずに感情を押し殺していると、こころの負担は増大し、ストレスにさいなまれ、体の不調や免疫力の低下が積み重なっていきます。

注目しなければならないのは、体の外からの原因（発がん因子）でがん化した細胞の増殖を食い止める免疫力が、このようなストレスによって抑制される事実です（50ページの図2－1参照）。いうまでもなく、ストレスは患者本人のみならず医療者の性格や行動（患者のこころの受け止め方）の影響を強く受けるのです（153ページの図8参照）。

自尊心やプライバシーを傷つけられて、憤慨したり苦悩しない人はいません。加えて、体力や気力には誰にでも限界があります。ですから、自分の不安や怒りなどの嫌な気持ちや感情を隠して平然と振る舞い、悲しいのに微笑みつづけることは誰にもできません。患者は医療者の何気ない些細な態度やことば、対応によってこころを傷つけられ、逆に「こころの支え」を得るのです。

こうした問題を解決するうえで有効なのが、適切な対話や手紙・手記のやり取りなどによる本当の気持ちや感情の表現の機会を持つこと（書簡交換療法）です。これらの手段を通じて、患者と医療者の互いのこころの受け止め合いの欠如によるストレスの多くは解消され、ＱＯＬの改善や免疫機能の活性化への糸口が見出されるようになるのです。

5 「ストレス予防接種」という考え方

医療者のこころや行動に敏感な内向的な患者は、診察や検査、過酷な真実の告知などによるストレスが慢性的に持続すると、やがて免疫機能の低下は緩和するといわれています。つまり、初診時の面接や検査、告知直後などの急性ストレスの時期を過ぎると、少しずつストレス状態に適応し、耐性が獲得され、急性ストレスによる免疫力の低下が緩和され回復するようになるのです。

これは、病原力の弱い細菌やウイルスを接種して抗体ができると、後に感染してもすぐに治癒したり発症を免れたりするようになることにちなんで、免疫機能の低下を予防し、がん細胞の増殖を防ぐ「ストレス予防接種（イノキュレーション）効果」とよばれています。

このような免疫機能に及ぼす影響は、告知や検査結果の開示、偶然にがんの発症を知ったことなどによるストレスだけではなく、患者と医療者のコミュニケーション不足や人間関係のもつれなどによるストレスでも、当然起こると考えられています。

医療者と患者の性格の相性（互いに補い合い、助け合う関係）が良くないと、相手のこころを受け止めることも、自分の思いを伝えることもできずに、不信感をつのらせて、相手に対する対応の仕方に溝が生じてゆくことになります。

このような人間関係のもつれによるさまざまなストレスで、患者の免疫機能は低下し、医療者のＱＯＬも悪化していくのです。しかしやがて少しずつストレス状態に適応していくと、互いの性格に応じて「耐性」が獲得され、初診や告知の時期の「急性ストレス」による効果は緩和され、免疫機能は回復するといわれています。

不安や悲しみなどへの反応が大きい内向的で情緒不安定な患者では、医療者のこころや行動に起因するストレスに適応するにつれて、ストレスへの耐性が急速に獲得されていきます。

特に不安条件反応が容易に起こるといわれるパブロフ型の（大脳皮質の抑制過程が興奮過程より弱い）「弱い神経のタイプ」の患者では、体の恒常性の乱れがやがて解消されて免疫力が回復し、がん治療の効果は好転するようになると考えられています。

いずれにしても、このようなストレス状態への適応や免疫力の回復は、医療者の性格や行動の仕方によって著しく異なるのです。

ストレス感受性が高い内向的な患者では、患者にストレスを与えることの少ない外向的な医療者による曖昧な告知や偽りの告知（すなわち弱いストレス刺激）による慢性的なストレス状態が、「予防接種効果」をもたらして、免疫機能の低下が起こらなくなるといわれています。

これに対して、ストレスへの感受性が低い外向的な患者では、患者に大きなストレスを与えるようになる内向的な医療者による、真実の告知（すなわち、強いストレス刺激）による慢性的なストレス状態が、予防接種効果をもたらすことになるのです。

しかしながら、思いがけない告知の後のまもない時期やがん発症の初期などの「急性ストレス状態」では、いずれのタイプの患者でも予防接種効果はみられないので、ストレスへの適応や抵抗力の獲得が起こることはありません。

「ストレス予防接種」という考え方に立てば、医療者が、突然、患者に過酷な真実の告知という強いストレス刺激を与える前に、こころを支えながら、曖昧な、あるいは偽りの告知という弱いストレス刺激（プレワクチン）を少しずつ与えることによって、ストレスに耐えることができない患者の免疫力の低下を緩和することができるのです。

このような患者は、内向・情緒不安定・繊細な（ストレスを感じやすい／大きく反応する／耐えられない）特徴を持っています。そのため、プレワクチンが与えられると抗体（ストレスへの耐性）が容易にでき上がり、その後の真実の告知という強いストレス刺激による免疫力の低下（ＮＫ細胞の活性の低下）を予防できるようになるのです。

これに対して、過酷なストレスに充分適応できる外向・情緒安定・タフな（ストレスを感じにくい）患者では、強いストレス刺激（真実の告知という生ワクチン）が免疫力の活性化（がん進行の予防）に大きな効果を示すようになります。

ここで興味深いのは、このようなストレスは、がん患者の気質や性格だけではなく、文化や民族性・生活習慣などの違いによって、過酷な真実の告知や医療情報の開示よりもむしろ楽観的な、偽りの曖昧な告知・情報の開示によって著しくみられる事実です。

つまり、患者の性格特性や文化が異なれば、医療者のこころに起因する告知や情報の開示の仕方によるストレスが緩和され、闘病意欲が促進されて免疫機能が活性化され、良好な予後がみられるようになる患者もいれば、逆にストレスが増大して免疫力が低下し、不幸な転帰をたどる患者もいるのです。

このことから、「医療者のこころ」は「患者の免疫機能」と密接に結びついていることがわかるのです。

第6章

がん医療を支える4つの人間関係を知ろう

1　がん治療の第一歩は医療者との相性から

がん医療は、医療者が患者の訴えに耳を傾け、病気の原因や診断結果、現在の病状、これからどうなるかの見通し、治療方針、治療後の様子などを、患者の身になって「すべて・わかりやすく・正確に」伝えることから始まります。

患者のこころの状態や患者がいうこと、答える内容、質問の意図を見極めて、患者とともに考え、対応していくのです。

予期しない合併症や検査・治療などの副作用、転移や再発などの問題について、患者やその家族とよく話し合い、互いに情報を交換し、共有し、患者の希望や生き方、価値観を尊重し見守っていくことが求められます。

このような医療者の態度や、こころを支える対応の仕方、人間関係の持ち方によって、患者は人間として癒され、安心し、生きがいを感じて闘病への自信や意欲を持つことができるようになります。

ヒポクラテスのいう「自然治癒力」を高めて、オスラーのいう「安らかなこころ」を取り戻し、バンデューラのいう「自己効力」を発揮して、シャドボルトらが明らかにしたような「自覚的健康」を維持することができるようになるのです。

相性のよくない医療者との「人間関係のもつれ」によってもたらされるストレスが、がん治療にとって重要なかかわりを持つことは古くから知られていました。

直接・間接の互いの働きかけや反応の仕方は、年齢や性別、性格や文化の違いにかかわりなく、基本的に次の「4つのタイプ」に分けて理解されてきました。

第1のタイプ――「押し付け」る医療者と、それに「従う」患者の関係。欧米型

第2のタイプ――「任せ」る医療者と、「自助努力（セルフ・コントロール）する」患者の関係。欧米型

第3のタイプ――「受け止め」る医療者と、それを促し「依存する」患者の関係。日本型

第4のタイプ――「認め」る医療者と、それを察して「感じとる」患者の関係。日本型

次ページの図5は、医療場面を構成するこのような基本的な人間関係の起こり方を、主導と追従、能動と受動という主従関係の起こり方を中心に示したものです。

図5　医療者と患者の「人間関係」の起こり方

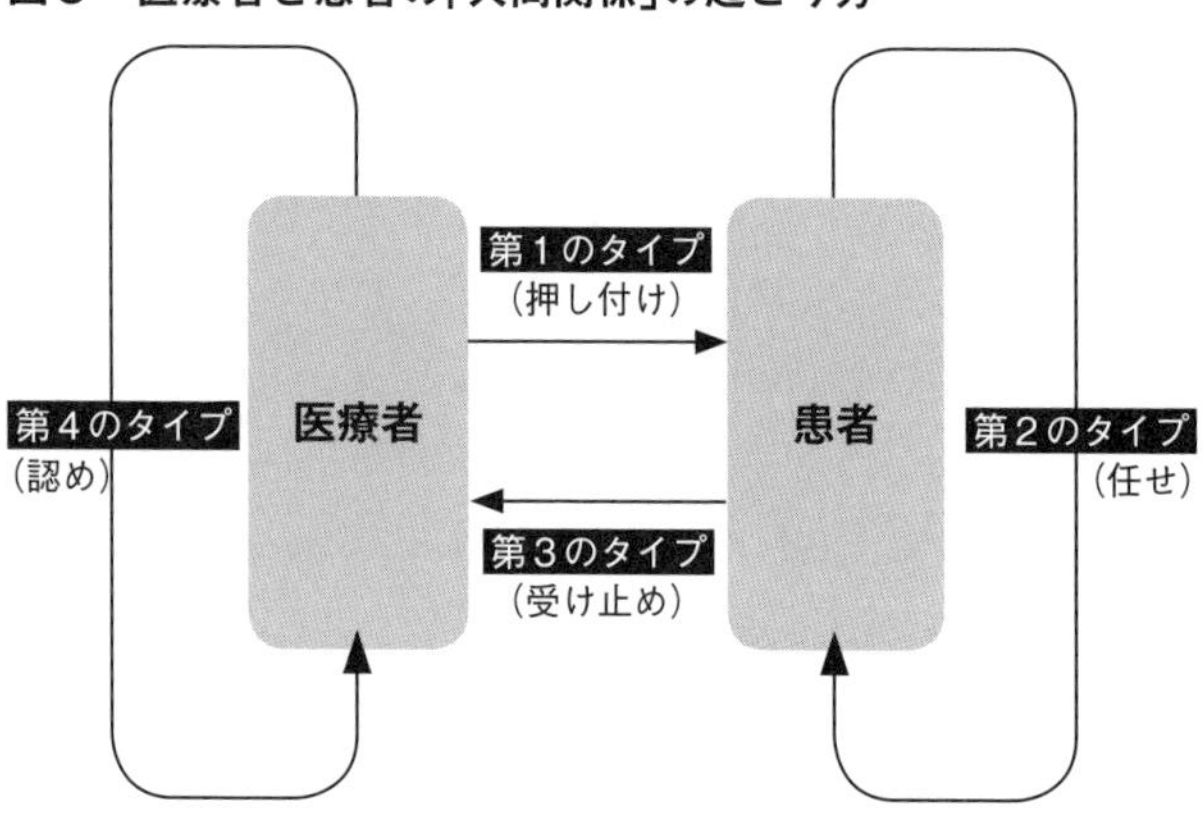

それぞれ互いに異なる4つのタイプの関係での対応の仕方とされ方が、医療者と患者の間で行われていることがわかります。

患者の闘病への自信や意欲、病状の変化のあらわれ方、医療者から受ける情動ストレスやこころの支え、その結果引き起こされる免疫機能の変化に影響を及ぼす要因として、人間関係のタイプが位置づけられています。

このような医療者と患者の関係の中心をなすものは互いの信頼です。信頼に基づくこころの安らぎ、そして安心と希望がなければ、医療の実践やその成果は期待できません。相互理解と意思の疎通に基づく互いの信頼によって、「任せ」と「受け止め」の態度が促され、安全で安心できる医療が導かれます。その結果、対立的・自己防衛的なコミュニケーションは減少していくのです。

患者を救おうとする、決して押し付けたり、強制したりすることのない医療者の「受け止め」や「認め」の態度、および人柄に対する患者の信頼や納得は、患者の医療者に対する期待や満足感、治療への協力的な態度を促します。

さらに、医療者を助けて互いのQOLを向上させ、ストレスを減少させ、患者の免疫機能を高めてがん治療の効果を促進していくことになります。

患者は、医療者が自分に対して最善を尽くしてくれるだろうという期待と信頼を持っています。患者が医療に求めるものは、施設の外観や設備の良さではなく、このような信頼に根ざした医療者との人間関係なのです。医療者には、互いの特徴に合わせて、信頼関係を築く努力を積み重ねていくことが常に求められています。

また、両者の信頼関係は、互いの人間的な特徴（性格や文化）だけではなく、多くのさまざまな要因の影響を受けます。年齢や性別、外面的条件（清潔な身だしなみなど）、能力や技術、自信や意欲、病歴や人生経験、自尊心やプライバシーに配慮する態度、人柄や親しみやすさなどがその要因となります。

たとえば、日常生活で遭遇する発がん物質による遺伝子変化や、ストレスの影響を受けやすい性格による体の恒常性の乱れを修復し、免疫機能を促進して病気を治すことは、最初は医療者の判断や技術に基づく診断に従って、「押し付け」関係を通して行われます。これは医療者が治療する主導者で、患者は治療をゆだねる受益者という関係です。

これに対して苦悩する患者のこころを支えて、ストレスを緩和し、免疫力を活性化するということは、医療者の患者に「任せる」態度に促されます。患者が医療者に働きかけるときの、こころの奥底からのニーズや希望を医療者が受け止めるという関係で行われます。

手術で病変を取り除いたり、放射線や抗がん剤でがん細胞を死滅させるという「体の治療」と、苦悩する患者を癒す「こころの支え」は、互いに独立したものではありません。免疫機能を介した明確な因果関係によってつながったものです。

したがって、患者のこころの特徴や体質に注目し、その場の状況や病状の進み具合に合わせて、ストレスによって免疫力が低下しない人間関係を維持することが、治療効果を高めるのです。

このように、患者と医療者の人間関係のタイプを適切に組み合わせることが重要です。対立したり、治療にとって望ましい互いの性格の効果を無視したり、相殺したりすることのないような努力が、医療者には求められているのです。

もちろん、患者も医療者もみな一人ひとり違っています。つまり、それぞれ独自の人生体験や共感性を持っているので、まず互いに自分自身のこころを開いて相手を気づかい、辛抱強く待つことが大切です。医療者は患者の気持ちや思いを受け止め、その話に充分に耳を傾け、訴えを聞き、ニーズや希望を敏感に感じ取っていくのです。

それに基づく適切な「押し付け」関係での働きかけによって必要な検査や処置が行われ、心配や不安は少しずつ取り除かれていくのです。

このような人間関係のなかから、患者自身が病状の変化やこころの動揺についてさまざまな体験を通して積み重ねてきた貴重な情報を、医療者は正確につかみ取ることができます。そして、それらを全面的にとり入れて治療方針を決定することができます。そのつど患者の特徴や状態にあった働きかけや処置を推し進めていくことができるようになるのです。

患者はさまざまな病状についての解明や回復に必要な検査・治療における危険性や安全性を、医療者から丁寧に「インフォーム」(情報提供)され、それらについて理解、納得したことを確認し、「コンセント」(同意)を示します。このインフォームド・コンセントの原理は、古代エジプトやギリシャ・ローマの医療においてすでに行われていました。

そこには何よりもまず、医師の説明や行為（押し付け）が、患者によってどのように理解され、受け止められ、同意され、認められるべきかが示されていたのです。医療者がさまざまな情報のすべてを、そのつど患者がわかるように明確にインフォームしていくことで、患者は安心して希望や選択にあった治療を受けることにコンセントできるようになるのです。

互いの察し合いと気配りによる「認め」の人間関係とは、相手の気持ちや考えが読める関係です。互いに努力することで、医療者は患者の苦しみを考えて治療し、患者は医療者の献身的な努力を察して治療を受けるのです。

しかし、インフォームド・コンセントをないがしろにして、医療者が自分の説明不足の責任を患者の理解力不足に転嫁するケースをよくみかけます。また、患者が自分の知識や勉強不足の責任を、医療者が自分の気持ちを理解していないからだと思い込んで、医療者の説明不足に転嫁している例も多いようです。

閉鎖的な雰囲気が色濃く漂う今日の社会状況と相まって、医療者も患者も、うまく説明したり、耳を傾けたり、相手のこころを感じ取ったりするのが苦手な人が増えています。つまり、コミュニケーションが不得手なため、がん医療の現場でさまざまな問題を引き起こしているのです。

さて、こうした齟齬（そご）を招かないためにも、患者と医療者の人間関係のタイプを正しく把握しておくことはとても重要です。そこで、先述した4つのタイプについてさらに詳しくみていくことにしましょう。

2　第1のタイプ「押し付け」関係――患者が医療者に従う

医療者が「押し付け」、患者がそれに「従う」関係は、初診時の対応や救急場面、急性の病状の変化、患者の反応の仕方に選択の余地が無い場合などには極めて有効です。医療者が明確な言葉で、そのつど、直接患者に働きかけ、患者は医療者に全面的に「従う」というものです。欧米の合理的な社会では、患者と医療者の間で、互いに極めて有効な医療を導く関係だといわれています。

押し付け関係の医療では、医療者はあらかじめ、その患者にとって望ましい治療目標を設定し、自覚症状がなくなって病状が改善されたり検査結果が良くなったりしてこの目標に達したら、そのことを直ちに患者に知らせます。患者が医療者の指示に従って自ら闘病に努力することによってこの目標に近づいたときにも、そのことをタイミングよく患者にフィード・バックしていきます。

患者はその良い知らせの意味を理解して安心し、闘病生活への自信や意欲が促進され、QOLは良くなり、ストレスが減少して免疫機能は促進され、病状が改善されやがて治癒が導かれるようになるのです。

しかしここで問題になるのは、昨今の押し付けタイプの医療者の多くが行っている善意の押し付け、すなわち現在の医療技術で最良のものと思われる治療（国際的に認められた標準治療）を強力に推し進めることが、実は患者の尊厳や家族の気持ちを傷つけ、医療不信のもとになる場合もあるという点です。

とくに押し付け関係の医療では、たとえ国際的に認められた標準治療といっても、病状の急激な変化や、治療が無効な場合、さらに副作用が起きるなどの負の情報を、そのつどしかも患者の個人差に応じて迅速に開示されないと、不安や、持続的な緊張感や恐怖が常につきまとうことに注意しなくてはなりません。

また、良くない治療経過や検査結果、有害事象の出現を医療者が患者の身になって感じ取らずに、信頼関係を伴わない一方向的な「押し付け」だけで開示することは、治療に大きな危険を伴います。患者や家族が求めているのは、自分たちのこころの痛みや苦しみを受け止め、共感できる医療者なのです。

逆に、患者にとって、信頼関係に支えられた「押し付け」による医療のやり方は、頼りになる、力強い、父親のように守ってくれる明確なサポートを意味しています。

したがって、患者は自分で判断したり、情報を収集したりして苦悩することはなく、医療者が判断し決定した診断や治療方針に安心して従うことで、自らの闘病生活のやり方を調整し、安全に病気から回復していくことができるようになります。

よく目の行き届いたきめ細かな医療を求めるタイプの患者では、明確な押し付け関係での力強い積極的な治療によってこころの支えが得られ、自ら進んで医療者に従うことで、より良い治療効果が期待できるのです。

3　第2のタイプ「任せ」関係——医療者が患者をあたたかく見守る

医療者の「任せ」によって患者が自助努力し、主体的に闘病生活を営む関係は、医療者が患者をよく理解してその自律性を尊重し、自信と意欲を信頼して、無干渉のあたたかく見守る態度で臨むことにより、患者中心の非指示的な医療を導くものです。

そこでは、状況に依存した言葉をあまりはさまない対応の仕方が中心です。つまり、医療者はいざという時の用意を整えて患者の病気や医療に関する知識や情報の正しさを確認した上で、その自発性ややる気を中心に治療や療養上の多くの問題を患者自身の判断や選択に「任せ」、治療にとって望ましくないことをしないように見守っていく関係です。

土居健郎らによると、自律的な自己意識や個人主義が主流の欧米社会の医療現場では、この任せ関係が最も多くみられ、有効な治療を導くといわれています。

これに対して、他律的な仲間意識や家族主義が主流の互いに依存した日本の医療では、不安やストレスを与えないで患者を守ろうとする医療者や、家族の温情的な配慮・判断による「偽りの告知」や曖昧な医療情報・検査結果の開示がより多く行われています。そこには強い信頼関係やこころの絆（互いの「受け止め」や「認め」）があるからだといわれています。

そのため欧米で主流の互いに独立した任せ関係の医療が日本で行われると、過酷な真実の告知や医療情報の開示によって、患者は絶え間ないストレスにさいなまれることになります。互いの性格の特徴やその人らしさ、行動習慣に合わせて人間関係のタイプを選択し、患者を見放すことのないようなアフターケアやこころの支えを充分に行うことが、洋の東西を問わず医療者や家族には常に求められているといえるでしょう。

書簡療法や自己学習によって、現代の先端医療や自分の病気の治療に関する正確かつ充分な知識や情報を身につけた患者に、医療者が患者の特徴を理解した上で、その自信と意欲を信頼してすべてを任せ、治療にとってプラスになる闘病生活の成果やセルフ・ケアの努力を見守っていくことは、望ましいといえます。

このような医療こそ患者との協力による共同作業であるがん医療の成果にとっても、闘病生活につきまとう廃用症候群を予防し、体力を増進し回復を促進するためにも、また回復後の人生にとっても、望ましいのです。

わが国では欧米とは逆に、一般に医療者が引っ込み思案で、患者が積極的な性格を持つ場合に、任せ関係での医療は双方にとって望ましく、互いのＱＯＬも良く、効果的な治療が導かれるようになるといわれています。

患者が自分のがんやその治療法について一般書をはじめ広く専門書や論文にも目を通し、海外の文献もインターネットで検索し収集して深い知識や情報を持つ時、医療者は患者とよく話し合う必要があります。

医療者は患者のペースに任せて見守り、セルフケアや自助努力による闘病生活や病状の自己管理への努力と能力を理解し、多くをその判断や選択に委ねて、援助を惜しまない医療を行うことができるのです。

泌尿器科医の垣添忠生（国立がんセンター名誉総長）によると、米国では、学習に励む意欲的な患者は普通によく見受けられるそうです。一例として、著名なコンピューター技術者のエピソードを紹介しましょう。

その体験記には、自分のがんがどのようなものなのか、ＰＳＡ（前立腺特異抗原）という腫瘍マーカーの上昇の様子がどのような意味を持つのかを充分に理解し、多様な治療の可能性があることを知ったうえで、自らの治療法を選択するに至った学習過程が克明に記述されています。そこからは、最善の治療を強く求める強靭な性格の特徴をよみ取ることができます。

彼は1人の患者として、専門の異なる複数の医師にさまざまな質問をします。そして、自ら収集してまとめた広範な最新の治療データと比較した結果、内分泌療法と2つの放射線治療（組織内照射と外照射）の併用を受けることを選択したのです。

そこには、医療者が患者の疑問にどこまで応えることができるのか、そして「任せ」と自助努力の人間関係の効果というものが浮き彫りにされています。

このような医療者の「任せ」による対応と患者のセルフ・コントロールによる人間関係のなかで、患者は医療者が示した治療方針や検査結果・治療成績に基づいて、自分がめざす治癒や回復への達成目標を判断できます。

そして自らの闘病活動の成果が到達するときに、それを喜び、達成感を味わい、満足して、これで良かったのだと感じるのです。また、そのことを医療者に告げることで、治癒回復への努力をさらに維持増進していけるようになります。

医療者が患者の病状やライフスタイルを正しく見極め、その人柄を信頼して医療のさまざまな部分を任せるときに、患者はあらかじめ指示された事柄を正しく理解してよく守り、自主的に闘病への努力や自らの役割分担（自分にできること）に励むようになれます。

このような医療者の「任せ」と患者の自助努力による医療は、ストレスが少なく、合理的で無駄のない、相手尊重の対等関係に基づいています。無干渉の自律的なプロセスで、互いに相手の考えや気持ちが読める関係といえるのです。

しかしここで要注意なのは、任せ関係での医療は、患者にとっても医療者にとっても、決して相手を無視し、見放すような、無責任な放任や独断の医療ではないということです。

任せ関係の医療では、まず医療者が、患者が自覚し判断する病状や健康状態、また病気克服への自信や意欲の内容を、対話によって正しく見出すことが重要です。そして、患者の自主的な努力を信頼して患者自身の判断や選択を取り入れ、その治療に及ぼす影響や成果を見守る態度を維持していくことが不可欠なのです。

4 第3のタイプ「受け止め」関係――医療者が患者の求めに応じ、支える

患者が、「受け止め」を期待したり要求したりして医療者に依存し、医療者がその患者の思いを受け止める関係は、患者が先導で医療者は辛抱強く待っていて、患者の求めに応じて支えていく応答的な医療を導きます。

すなわち、医療者は患者の訴えに促され、その希望やニーズによく耳を傾け、患者の気持ちを共感的に汲み取って対応していくのがこの関係の医療です。

医療者は受け止め方を工夫して、誤った考え方や判断を望ましい方向へ導きながら、患者の求めや質問に納得のいくまで応じて説明し、患者はそのような医療者の「受け止め」に導かれて安心して治療を受けられるようになります。

「受け止め」関係の医療では、医療者は理解と信頼に満ちた態度を維持し、患者が何でも包み隠すことなく医療者に告げられるように促していきます。このように患者が医療者に働きかけられる状況をつくり出し、患者のこころを汲み取るような穏やかな気配りの態度を示して、患者が求めるすべてを受け入れるような関係を維持していきます。

患者は、医療者が自分を受け止めて、自分の希望や願いをよく聞いてくれる態度に安心し、何でも包み隠すことなく医療者に告げ、自ら進んで医療者の説明をよく理解し同意して治療を受けることができます。

医療者が自分の願いを受け止め、支えていてくれると感じとれると、患者は自らの努力の結果もたらされた病状の改善や回復への喜びを、医療者とともにわかち合うことができます。

このようにして医療情報を共有することで、患者は自らの闘病活動を強化し、医療者は治療や処置の有効性を確認でき、双方のＱＯＬや医療の質は向上していくのです。

医療者への患者やその家族の不満、そして患者の不安や苦しみの最大の原因は、かけがえのない主治医によるこのような「受け止めの欠如」、そして主治医に対する患者の「信頼の喪失」といわれています。主治医が患者と一対一でしっかり向き合い、よく耳を傾け、受け止めないと、患者は充分に納得のいく説明が得られず、このことが常に大きなストレスになっていくのです。

「受け止め」の人間関係は、患者に緊張感を与えることのない、あたかもクッションのような穏やかな理解の態度に満ちたもので、安心して頼ることができる医療を導きます。このことはとりもなおさず、ヒポクラテスのいう「自然治癒力」を育み、オスラーのいう「安らかなこころ」をもたらすことにほかならないのです。

医療の質の向上につながる充分なコミュニケーションに支えられた「受け止め」による患者中心の人間関係は、患者に力を与え、患者自身ががどう生きたいのか再認識することができるようになるといわれています。それは何よりも医療者が自分のいうことをよく聞いてくれるからにほかなりません。

医療者のこのような「受け止め」の態度は、「患者を助け、決して害を与えない」という「ヒポクラテスの誓い」のなかにその源泉があります。すなわち、最良の医療を行うために、「患者のいうことによく耳を傾け、何事も偽ったり、包み隠したりすることなく、患者のことばを尊重し、共感を持ってそれに対応していくこと」なのです。

5 第4のタイプ「認め」関係——医療者と患者が互いのこころを感じ取る

医療者が「認め」、患者がそれを察して感じ取る関係は、患者が治療にとって無益なことをしないで、望ましいことをするときに、医療者がそれを態度や動作で患者によくわかるように「認める」ことを意味します。

患者の闘病行為を肯定する賞賛や喜びなどを間接的に表現し、患者はそれを敏感に感じ取ります。医療者が認めること、すなわち治療にとって望ましいことに従って闘病生活を営むようになるのです。

「認める」ことは、言葉で断定したりしないで非指示的に働きかけることです。患者が自分で考えて解決策を見出せるようにしむける、という認知行動療法やカウンセリングなどでしばしば用いられるやり方です。

医療者はそのつど言葉で伝えるのではなく、その場の状況や雰囲気から、患者が何らストレスを感じることなく察し、感じ取れるように振舞い、医療場面や診療の場を構成していきます。

「認め」関係の医療には、医療者と患者の互いの感性や洞察力、人生経験、性格の相性が大きな関わりを持つことがわかります。

このような互いに相手のこころを敏感に感じ取る関係は、「江戸しぐさ」などにみられるような「お互い様」の人間関係になぞらえて、その場の状況やコンテクストに依存した意思疎通、以心伝心、非言語コミュニケーションなどとよばれています。

人から認められる（肯定的な評価を受ける）ということは、誰にとってもこころが支えられる最大の要因です。それは、「この医療者に治してもらいたい」という患者の切実な願いや希望を、医療者が共感的に感じ取っていくことで起こるものです。なぜなら、「押し付け」関係のように直接指示したり尋ねたりしなくても、その場の状況や様子などから敏感に察して、患者の願いや希望をつかみ取り理解していけるからです。

この医療では、医療者が、患者が自分のがんについて充分な正しい知識や情報を持つときに、病気の自己管理の能力や努力を認め、直接指示したり強制したりすることなく注意深く見守る態度を維持することが重要です。

診断や治療に患者が協力することを医療者が望み、患者が努力して病気の回復に励むことを医療者が期待しているときには、患者はそのような医療者の期待にそった行動や闘病生活を営むようになります。そして「押し付け関係」のときとは異なりストレスを伴うことなく、治療は促進され、病状の改善がみられるようになります。

このようなときに患者はどんなに辛くても、一生懸命努力して医療者に「認められたい」と思い、医療者の治療に協力し、回復のための闘病生活に励むようになるのです。

ここで重要なことは、このような非指示的で間接的な「認め」の態度は、通常の医療場面では単独で起こったり「認め」関係だけで終始したりすることは少ないということです。

どのような医療者でも、患者が望ましい闘病生活や健康の自己管理に励むときには、それを喜んで「認める」と同時に、多かれ少なかれ直接そのことを患者に伝えるものです。

また、通常の医療場面では、互いの人間的な特徴の多様性を反映して、いくつかの人間関係のタイプが、同時あるいは継時的に結びついて起こるのが普通です。

伝えられる情報が、2つあるいはそれ以上の組み合わせによる人間関係のタイプによって、より正確で迅速なものとなり、医療者や患者に過労防止やストレス緩和効果をもたらして、治療成績は向上するようになるからです。

「認め」関係の医療では、医療者はあらかじめ治療方針とともに、治療の促進や病状の緩和、健康の回復にとって望ましい患者の行動（患者がすべきこと・患者にできること）、そして病状の改善や回復への自助努力の基準や目標を、明確にしていくことが求められます。

患者の努力が目標に達して病状が改善されたり、検査結果がよくなったときには、そのつど、医療者自身が喜んだり満足したりしてそれを「認め」、その場の状況から患者がそれを感じ取ることができるようにしていくのです。

医療者による「認め」と、患者がそれを敏感に感じ取る関係の医療では、治療経過に関する情報はすべてそのつど、その場の状況を通して、医療者の動作や態度、表情などを介して、ごく自然に患者に伝わるようになります。

患者は医療者がほどこした治療や処置とともに、自分の闘病努力によって検査結果が良くなり病状が改善されたことを感じ取り、病気に打ち勝つことへの自信や意欲を高めていけるようになります。

このような治療結果の情報や患者自身の闘病生活への努力の成果を、各段階で医療者が（間接的に患者が）わかるようにしていくやり方は、慢性身体疾患の「フィード・バック療法」とよばれています。

双方の努力による治療の成果（結果情報）を医療者がタイミングよく患者がわかるようにしていくことで、患者は安心し、ストレスが緩和され、免疫機能が活性化されて、より良い治癒や回復が導かれるようになるのです。

このような「認め」関係は、互いに相手の人柄や病気の内容をよく知り尽くした老練な医療者と病歴経験の豊かな患者との間でみられるようになる、最も望ましい医療でもあるのです。それは「自分がしたことで相手がどうなるか」ということを互いによく知っていて、より効果的な察し合いの関係が導かれ、ストレスを伴うことのない医療が行われるからです。

したがって、それまでの経過に依存したコミュニケーションで、互いの気持ちや考えを正確に伝え合い、理解することができ、双方のこころと体にとって望ましい影響がもたらされることになります。このような医療者や患者は、タイプ4行動の特徴（39ページの表1、53ページの図3参照）を合わせ持ち、親しみやすく、相手に対してよく反応する人たちです。

認め合い、察し合う関係のなかで行われる医療を通して、患者は病気に関する新しい知識や体力増進についてのスキルを獲得します。さらに、再発を予防し、合併症や障害を防ぐための対策や闘病スタイルをつくり上げ、治療効果を促進し、健康を回復していくことになります。

「認め」関係による医療には、病気になっている体を治すと同時に、病気に対する考え方や闘病への自信や意欲を変化させ、患者のこころを癒す働きがあることを忘れてはならないのです。

第7章

性格・ストレス・免疫機能

1　ストレスはがんの「原因」と「進行」をつなぐ

正常な細胞ががん化し、さらに日常生活や医療者を含めた他者との人間関係から受けるストレスによって免疫機能が低下すると、がん細胞の増殖が起こり、がんは進行していきます。

ということは、がんの原因（喫煙や放射線、有害な化学物質などの発がん因子による細胞のがん化）があっても、ストレス（すなわち、ストレスの影響を受けやすい性格）がなければ、免疫機能が低下せずに、がんの進行が起こることは少ないと考えられます。

ヘビースモーカーや強い放射線に長い間さらされてきた人でもがんが発症しなかったりするのは、このような性格や体質の違いによって、ストレスの影響による免疫機能の低下がみられないからだと考えられています。

このようなストレスの概念が、患者のこころの問題や免疫機能と関連してがん医療に登場するようになったのはごく最近のことです。しかしその歴史は極めて古く、何世紀にもわたって多くの医療者たちによって注目されてきました。

ヒポクラテスは、病気による「苦しみ」とそれに立ち向かって闘う「努力」とを、明確に区別していました。ストレスには常に、病気の原因になって人を苦しめ病状を悪化させる一面と、病気が悪化しないようにするために対抗して克服しようとするこころの働き、対処への「努力」という2つの面があるという考え方です（第2章の第2項参照）。

このような対処努力とこころのあり方は、アイゼンクの「性格ストレス免疫学」のなかで、4つの性格のタイプの働きによって位置づけられています（第2章の第4項参照）。

このようなストレスは、すでに14世紀頃には、不安・恐怖・悲しみ・怒り・苛立ち、などのさまざまな言葉で表現され、困難な病気を理解するために用いられていました。

17世紀後半に入ると物理学者フックは、後に「フックの法則」とよばれるようになった理論のなかで、外部から加わる力の重圧、すなわちストレッサーによって物体の内部に生じる負担を「ストレス」とよんだのです。そしてストレスによってもたらされる物体の内部の歪みや緊張を「ストレイン」と定義しました。

しかし今日のがん医療の現場では、このようなストレッサーとストレスとストレインのそれぞれの内容や因果関係が明確に区別されて、治療やこころのケア、病状の緩和が行われているとはいえません。

医療の分野に先ほどの物理学の分野のフックの定義を当てはめると次のようになります。

まずストレッサーとは、相性のよくない医療者との人間関係のもつれや、こころの支えを伴わない過酷な真実の告知、思わしくない検査結果の開示などの出来事により、患者のこころに加わる重圧のことです。

ストレスとは、そのような心理社会的な重圧によって苦しんだり、それに立ち向かって抵抗したり、適応したりして、何とかしないではいられないという患者のこころの負担や努力のことです。

そしてストレインとは、（いくら努力しても充分に対処することができなくなった）過大なストレスによって、患者の体に生じた歪みや恒常性の乱れのことで、この歪みによって免疫機能が低下してがんが進行していくのです。

そしてこれら3つの間の結びつき方は、個人差の要因「体質や性格」によって、さまざまに異なることが知られています（148ページの図7参照）。

しかし今日のがん医療では、これらの内容や因果関係に注目して、患者の個人差（体質や性格）に基づく個々の対応や治療が行われていないために、さまざまな困難な問題が生じているのです。

2　がん医療におけるストレスとは？

たとえば、ストレスにさいなまれやすい「タイプ1性格」の患者に、こころの支えを伴うことなく、一方的な「押し付け」の人間関係で、医療者が「あなたの病気は進行性のがんです」と突然告げるとどうなるでしょうか。

その重圧（ストレッサー）によるこころの負担（ストレス）が、患者の対処能力や努力・体の恒常性を維持するホメオスターシスの働きの限界を超えて、がんの進行を促す栄養状態の悪化や免疫機能の抑制（ストレイン）が引き起こされるのです。

一方で、相性の良くない医療者との人間関係のもつれや、こころの支えの欠如、過酷な告知などのストレッサーが加わっても、性格や体質の違いによって、ストレスになる人もいれば、ならない人もいるのも事実です。

つまり、同じ進行度や悪性の度合いのがんで合併症などを伴っていても、病名や病状の悪化を告げられると免疫機能が低下する患者もいれば、逆に奮い立たせるような刺激効果による闘病意欲の高まりから、免疫力が活性化され、病状が改善する患者もいるのです。

このような相反する影響のあらわれ方には、体質や性格だけではなく文化や民族、人種そして生活習慣などの違いが大きくかかわっています。

ここで重要なのは、このような因果関係は、患者自身の特徴（性格や体質）だけではなく、告知をしたり、その患者の治療やこころのケアにたずさわる医療者の性格や行動の違い、いいかえるならば、患者にとってストレッサーになるのか、こころの支えになるのかの違いによっても、影響を受けることです。

患者と医療者の相性や「性格の相互作用」が、免疫機能の低下や活性化そしてがん治療の効果に大きな関わりを持つのです。

医療場面や患者を取り巻く心理社会的な出来事がストレッサーになり、ストレスが生じて免疫機能が抑制され、がんが進行するのは、もうひとつそれを促す生活習慣の要因（喫煙、乱れた食生活など）に起因する免疫機能の低下、すなわちストレインがあるからです。

このようなストレッサーとストレインの結びつき方や因果関係の起こり方は、媒介要因（体質や性格）の影響を大きく受けています。

それぞれの患者の生涯を通じてほとんど変わることのない、ほぼ一定の性格や体質が媒介要因となり、ストレッサーとストレインの因果関係がコントロールされて、その時どきの免疫機能の状態やがん病態が導かれます。

詳しくは後述しますが、図7（148ページ）、図8（153ページ）にあるように、免疫機能が低下し、がん細胞の増殖が進行するのは、不適切な生活習慣だけによるものではなく、ストレッサーとストレインを結びつけるストレスによる橋渡しがあって、はじめて起こるのです。

したがって、現代のがん医療では、ストレスの影響を受けやすい性格や体質に起因する免疫機能の抑制（ストレイン）によるがんの進行を診るだけではなく、その背後にある医療者や家族などによるこころの支えの欠如（ストレッサー）に注目することが求められています。

また見方によっては、がん医療におけるストレスとは「ストレスを受けやすい患者の性格や体質」を意味し、またストレッサーとは、医療者の性格や行動による患者へのかかわり方、すなわち「こころの支えの欠如」といいかえることもできます。このことから、患者本人の性格や体質の違いだけではなく、その患者の治療や告知、ケアにたずさわる医療者の性格や人柄の違いによって、ストレスになる患者もいれば、ならない患者もいることがわかるのです。

つまり、同じストレッサーに遭遇しても、患者側のストレスを決める性格や体質が異なれば、それぞれの病状や免疫状態（ストレイン）は、さまざまに異なるということです。同じ治療法やケアの仕方で回復し良好な予後を導く患者もいれば、転移や再発、合併症などに苦しめられ、不幸な転帰をたどる患者もいるのはこのためです。

少し難しい話になるかもしれませんが、薬の効き具合や副作用、発がん物質への感受性や耐性の強さは、性格や体質を中心とした個人の心身の特徴によって著しく異なることが数多く指摘されています。アイゼンクは、人体に及ぼすさまざまな化学物質の働きや物理的作用、生物学的製剤の影響を左右するものとして、内向性（感受性）、情緒不安定性（反応性）、繊細性（非耐性）などの性格特性に注目しています。

これらの特性に基づく患者のタイプを正確に診断し区別すれば、がんワクチンのような副作用の少ない製剤や、数多くの抗がん剤への感受性や反応性（即効性や副作用）そして耐性などの個人差の検討を、可能にすることが期待できます。

次ページの図6は、性格の違いによって、免疫機能に及ぼすストレスの影響がプラスになる患者、マイナスになる患者、影響がみられない患者がいることを示しています。そこには、文化や生活習慣・民族性などのさまざまな要因が関与しています。

主治医との不和、納得のいく説明の不足、過酷な告知や検査結果の開示などによるスト

図6　ストレスの影響が、がん治療にプラスになる性格、マイナスになる性格

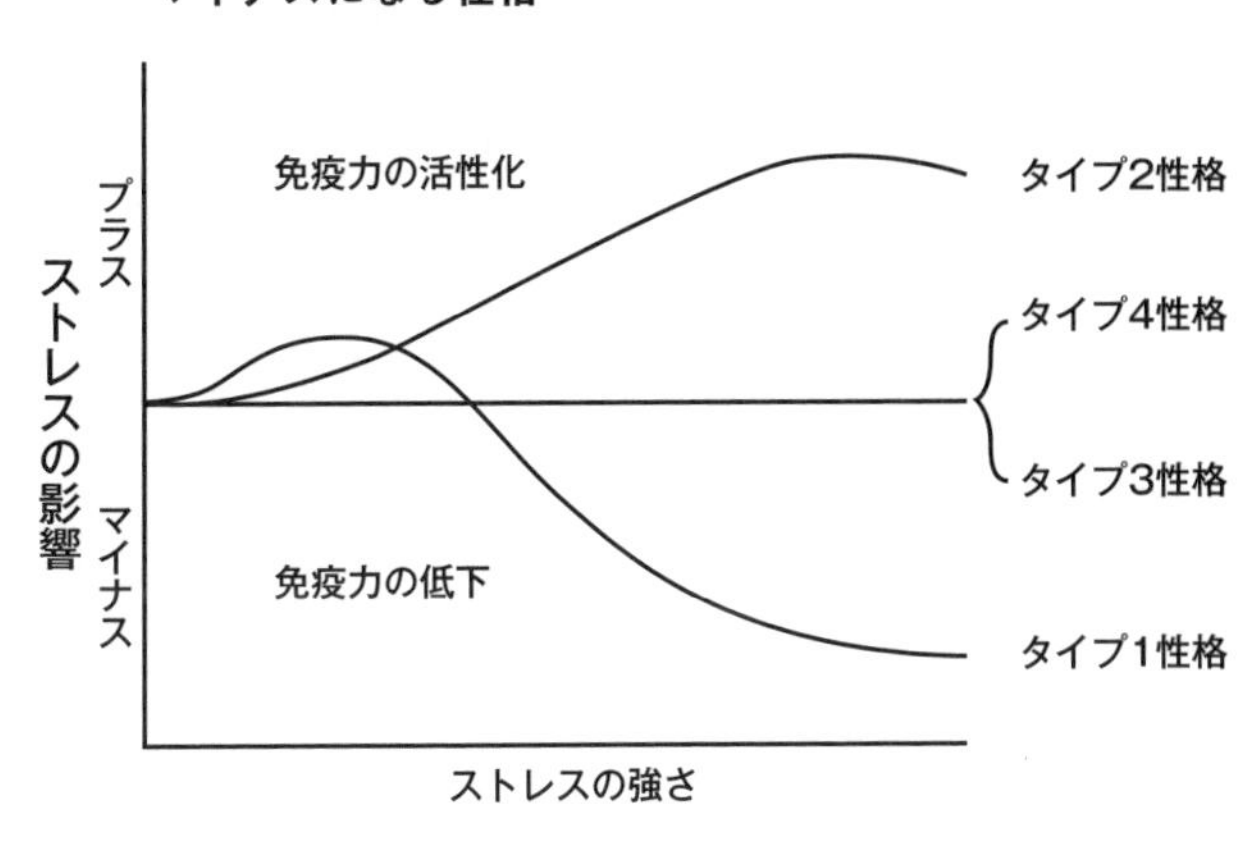

レッサーだけに注目して、免疫機能やQOLの変化、がんの病状（ストレイン）を理解しようとすることは無意味です。患者の特徴や生活習慣の違いを無視して、患者を適切に治療することも病態を緩和することもできません。

それは、ストレッサーとストレインとの結びつき方が、体質や性格に起因するストレスの違いによって異なるため、がんの進行だけでなく、治療の効果や安全性、危険性がさまざまに異なるからです。

「がんによる痛みへのケアが不充分」というストレッサーをとってみても、痛覚刺激への感受性の高い内向的な患者や情動ストレスへの反応が大きい情緒不安定な患者、そして苦痛への耐性の弱い繊細な性格の患者は、ほかのタイプに比べて、はるかに耐えがたいストレスにさいなまれます。

その結果、充分な睡眠や休息をとることができず、食欲は減退し、体力は失われ、免疫力が低下してがんの進行は著しいものとなります。

がん医療では、生活習慣により体外から取り込まれる発がんリスクや、免疫力を活性化するために必要な栄養、そして医療者によるこころの支えなどとともに、このようなストレスをつくりだす性格や体質に注目していくことが常に求められるのです。

3 ストレスによってがんが進行するしくみ

米国のハロルド・ウォルフはその著『ストレスと疾病』で、

「人は外からのさまざまな出来事に反応し、体の常日頃の状態が変化するときに、病気が起こる」

と述べています。このような生活環境の出来事（ストレッサー）によって、体の働きに歪み（ストレイン）を生じ、恒常性が乱れて病気が起こるようになる、というのが当時の医療におけるストレスの考え方でした。

情動の研究で著名な米国の生理学者ウォルター・キャノンは、ストレスの概念をさらに発展させ、体にそなわった自然の調節作用にちなんで「からだの知恵」とよびました。

その後、カナダの生理学者ハンス・セリエは、その名著『生体のストレス』のなかで、体の働きに脅威をもたらすようになる外部からのあらゆる有害刺激に対する防衛反応やその「能動的な働き」を総合して、「ストレス」ということばを用いたのです。これは、物理学者フックのいう受動的な「物体のストレス」とは著しく異なるものです。

このような防衛反応としてのストレスに対して、こころや体に危害をもたらす外部の出来事はストレッサーとよばれるようになりました。フックのいうストレスということばは、外部から加わる力によって歪められる「受動的で不活性な物体」について使われました。

一方、心理学や医学の領域では、ストレスとは、他人の働きかけや自然環境での出来事によって外部から加わる重圧がこころの負担となって、体全体に緊張や乱れが生ずることに対する反応、すなわち「適応的な営み」を意味しているのです。

人は誰でも（患者も医療者も）相性のよくない相手との人間関係のもつれや利害のアンバランスというストレッサーから身をまもろうとします。ストレスにならないように抵抗し、それを食い止めようとしたり、じっとこらえて耐性を獲得し、はね返そうとしたりする「しなやかさ」を持っています。こうした弾力的な復元力や回復力を通して、ストレスに適応し、体の歪みや乱れを回避して、健康状態を維持していこうと努力します。

患者が受けるストレスは、医療者が無条件に「押し付け」る検査や治療という重圧（ストレッサー）による苦しみです。がん医療では、このようなストレス対処への患者の努力、いいかえるならば自らの判断による決定や選択が最大限に効を奏するような、医療者の配慮や人間関係の持ち方が常に求められるといえます。

とりわけがん医療では、医療者は、自らの性格や行動の特徴を自覚し、患者の心身の特徴（性格や体質）に合わせて、「受け止め」と「認め」を中心に人間関係のタイプを選択し、面接や対応の仕方を調整していかなければなりません。

このように、一人ひとりの患者がストレス対処への努力を放棄せず、ストレス状態にうまく適応し、がんの進行や再発を未然に防ぐことができるような細心の配慮をはらうことが、医療者には常に求められているといえます。

4　ストレスに適応できる性格と生活習慣

ストレスへの適応は、セルフ・コントロールによって行動を調整し、自ら考え方を変えてやりくりする「評価と対処のプロセス」とよばれています。したがって、情報や経験が不充分で日常生活や医療の場でのさまざまな重圧にうまく対処できないと、ストレスにうまく対処できず、ストレスはいつまでも持続します。

19世紀の医療では、疾病の概念は、病原微生物に代表されるように一元的なもので、治療法や予防法は、もっぱら外部からの病原を対象としていました。がんも例外ではなく、発がん刺激などの外因のみに注目した一元的なものでした。

やがて20世紀も後半にさしかかると、外因（発がん物質や栄養摂取不足）と内因（遺伝子変化による細胞のがん化や免疫機能の低下）、あるいは、外因（ストレッサー）を内因（ストレイン）に結びつけるこころの要因（ストレス）やそれらの媒介要因（体質や性格）の相乗効果という、多元的な考え方が登場してきます。

次ページの図7は、生活習慣による体外からの発がん因子が細胞のがん化を引き起こし、不充分な栄養摂取やストレスによる免疫機能の低下が起こると、がん化した細胞は増殖し、

図7　ストレッサー、ストレス、ストレインとがんの関係〈1〉

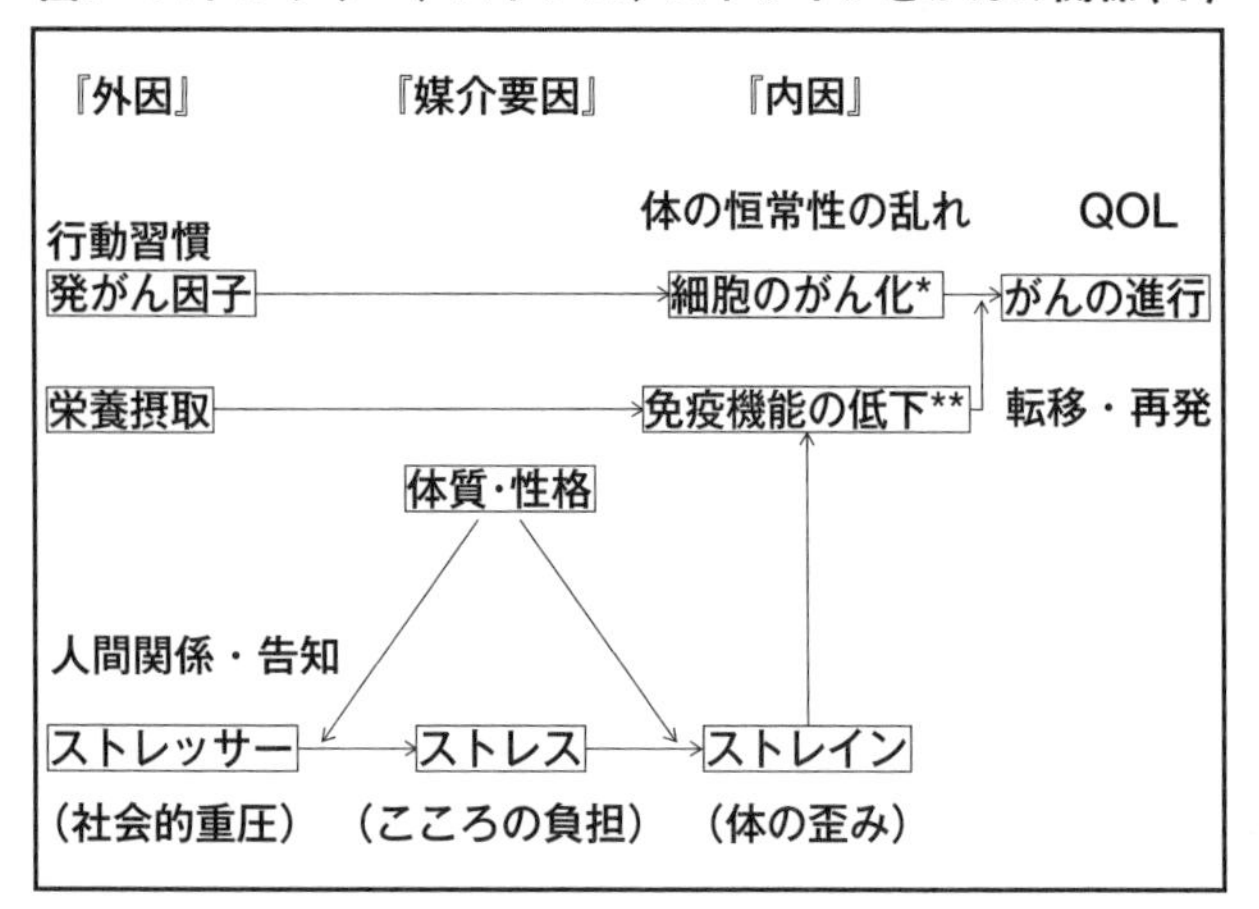

細胞のがん化*　喫煙などによる発がん物質を体内へ取り込む行動によって、遺伝子・ＤＮＡの構成要素の配列が乱れ・細胞分裂にかかわる情報が変化すると、「細胞のがん化」が起こるようになる。

免疫機能の低下**　性格や体質が原因で起こるストレスによって免疫機能が低下すると、がん化した細胞の増殖が起こり、転移がみられたり・再発を繰り返したりして、「がんの進行」が起こるようになる。

がんが進行していく様子を示しています。

このように、免疫機能の低下は、性格や体質に起因するストレスによって大きく左右されます。ストレスにうまく適応できる性格形成や生活習慣をこころがけること、そして、免疫機能を活性化してがんを予防する努力がいかに重要であるかがおわかりいただけるでしょう。

第8章

医療者の「こころ」に注目したがん医療

1　がんの進行は医療者との相性次第？

この章では、医療者の「こころ」が、がん治療に及ぼす影響を、すでに述べた内容と重なる部分もあるかもしれませんが、簡単に整理しておくことにしましょう。

いうまでもなく、がん医療の方策は、十把一絡げ（じゅっぱひとから）に、すべての患者や個々の病状に同じように適用できるものではありません。

１５３ページの図８は、こころの支えの欠如による重圧（ストレッサー）、性格に起因するこころの負担（ストレス）、免疫機能の低下によるがんの進行（ストレイン）という３つの因果関係を示したものです。

これからわかるように、時代や文化、人種、生活習慣の違いにかかわらず、医療者との人間関係のもつれ、互いの性格を無視した告知の仕方、こころの支えの欠如といったストレッサーが、ストレスをひきおこすのです。

また、この図から、体の恒常性が乱れ、人間関係のストレスがもたらす体の歪み（ストレイン）によって免疫機能の低下が導かれ、がんが進行し、ＱＯＬが低下していくことがわかります。

図8　ストレッサー、ストレス、ストレインとがんの関係〈2〉

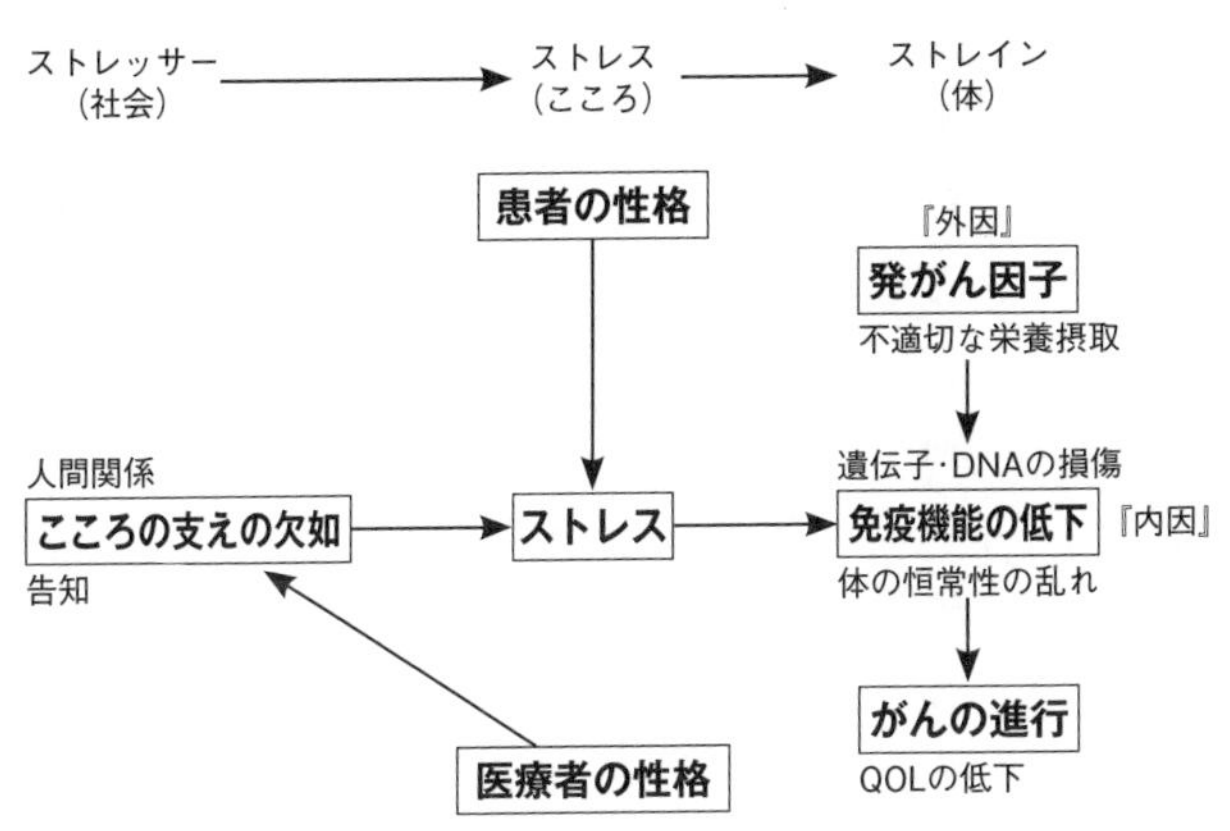

　ということは、免疫力を維持してがんの進行を食い止めるためには、患者自身が発がんリスクを体内へ取り込む生活習慣を改め、ストレスへの対処や適応への努力をこころがけることができるような、医療者による細心の配慮が必要となります。

　さらに医療者は、患者の免疫機能の活性化を導くために、自らと患者の性格に注目した適切な「人間関係のタイプ」（114ページの図5参照）を見出し、告知や病状の説明の仕方（患者のこころの支え方）を工夫して、ストレスを最小限に留める努力を積み重ねなくてはなりません。

　患者と医療者の相性が良いと、互いにこころが支えられ、QOLが向上し、ストレスが緩和され、患者の免疫機能が促進されます。互いの長所が助長され、短所が補われるようになるからです。

たとえば、「内向・情緒不安定・繊細な」患者や医療者は、「外向・安定・タフな」相手と良い相性です。この場合、互いにストレスを強く感じたり、大きく反応したり、耐えられなくなることもなく、安心し、信頼して、情報を共有し、治療や闘病に専念できます。

また「押し付け・受け止め・認め」の態度や行動が著しい、あるいは特異な医療者や患者は、「従う・依存する・相手の気持ちを感じ取る」態度や行動の特異な相手と相性が良く、ストレスを強く感じることもなく、安心して治療や闘病に専念できるのです。

このように、がんの治療や闘病は、患者と医療者の協力と共同作業によって、その進行を食い止めることができるのです。

2 医療者との人間関係の改善で免疫機能が活性化

医療者の態度や告知、検査結果の開示などによって患者が受けるストレスや、「がんが悪化している」という事実のとらえ方は、人それぞれです。医療者から受けるストレスへの立ち向かい方や対処の努力、そして適応の成果も、患者の性格などによって質的にも、量的、時間的にも異なります。

したがって、医療者から受けるストレスによる免疫力やがんの病態の変化は、患者によってそれぞれ異なります。

153ページの図8からもよみとれるように、がん医療におけるストレッサーとは、医療者によるこころの支えの欠如、そして告知や受け入れがたい現実との遭遇などによるもので、免疫力を低下させるかどうかは、医療者との人間関係や性格の相互作用によって決まります。

このような患者個人の特徴やいっしょに闘ってくれる相性の良い医療者との出会いによって、回復や良好な予後が導かれることはしばしばみられてきました。

一連の不安や恐怖などの感情体験や情動反応が長い間持続すると、タイプ1性格の患者などは特に「自分の力だけでは、それに立ち向かってやりくりしたり克服したりすることができない」と考えるようになり、自己効力が低下し、闘病への努力を放棄して対処不能なストレス状態におちいるのです。

しかし逆の特徴を持つタイプ2性格の患者では、むしろそのようなストレスを克服することへの自信や意欲を高めて、病状の緩和がみられることも事実なのです。

ストレス状態におちいると各自の性格の特徴に応じて、やがて食欲は減退し身体活動や運動能は低下します。その結果、苦痛や危険を回避する努力は失われ、がんによる痛みや不眠、疲労感、貧血などの合併症は増大し、QOLが低下していきます。

これは、がんになったという精神的なストレスにもまして、相性の良くない医療者との人間関係によるストレスが原因で起こる「進行がん患者の、免疫機能を妨げる心身の状態の実像」を如実に示すものといえます。

はじめに再発・転移の告知や病状の悪化といった悪い情報の伝え方を誤ると、医師が現在の病状やこれからの治療の説明などの大切な内容を告げても、激しいショックのためにまったく聞く耳を持たないことになるのです。

がんと付き合いながらこのような苦しみと闘っていくには、患者の病状や性格をよく知り尽くした医療者によるこころの支えや細かく行き届いたアフターケアが欠かせません。患者はがんをよく知り、自分の病気の原因や現在の診断、治療、病気がこれからどうなるかの見通し、機能の回復などについて、医療者による配慮のもとで理解を深めていかなければならないのです。

また医療者は初診や告知の段階で、患者のこころに与える重圧によるストレス状態を最小限にとどめて、免疫機能を高めていかなければなりません。患者の免疫機能の抑制を回避し、病態の悪化を防ぐために、個々の患者の体質や性格、そして栄養状態や体力、体調をよく見極めることが大切です。さらに、人間関係のタイプを使い分けて病気の現状と治療対策の全体像をわかりやすく伝えることです。

人は誰でも、自分がおかれている現状をよく知ることで不安は和らぎ、ストレスを解消できるようになります。こころのケアの専門家を中心に、医療者と患者と家族が充分に時間をかけて何度も話し合い、安心と信頼、満足を導く説明と質問、解答、そして納得と確認が繰り返されることが必要なのです。

それには、まず、互いに相手をよく知り、その考え方や気持ちを理解して、気心の合った人間関係を導くことです。こうして互いのストレスが解消されて、患者の免疫機能が活性化されるような「努力」が、関係者すべての間で常に求められているといえるでしょう。

3　心理的介入によってがんの生存率が改善

医療者のこころに注目したがん医療の技術に関する最近の進歩には、めざましいものがあります。

システム化された心理的介入（特別の訓練を受けた医療者との、こころのふれあい）の方法を用いて、患者の免疫機能が活性化されて転移や再発もなくなり、がんの進行が緩和されることが知られるようになってきました。

米国オハイオ州立大学の心理学者バーバラ・アンダーセンらは、手術後の乳がん患者に、こころのケアの専門家と協力して心理的介入を行いました。その結果、免疫機能が促進され（リンパ球の新生が増加し）、ＱＯＬが改善され、再発のリスクや乳がんそのものによる死亡は減少し、生存率が改善されることを見出したのです。

次ページの図9は、通常のがん治療に加えて、年間26セッション（通算36時間）にわたる心理的介入を受けたグループと、通常のがん治療だけのグループの、10年以上にわたる、再発を伴うことのない生存率（％）の推移を示しています。グループ間には、年齢（20～85才）にかかわりなく、3・4％の危険率で差がみられます。

図9　心理的介入で乳がん患者の生存率が改善

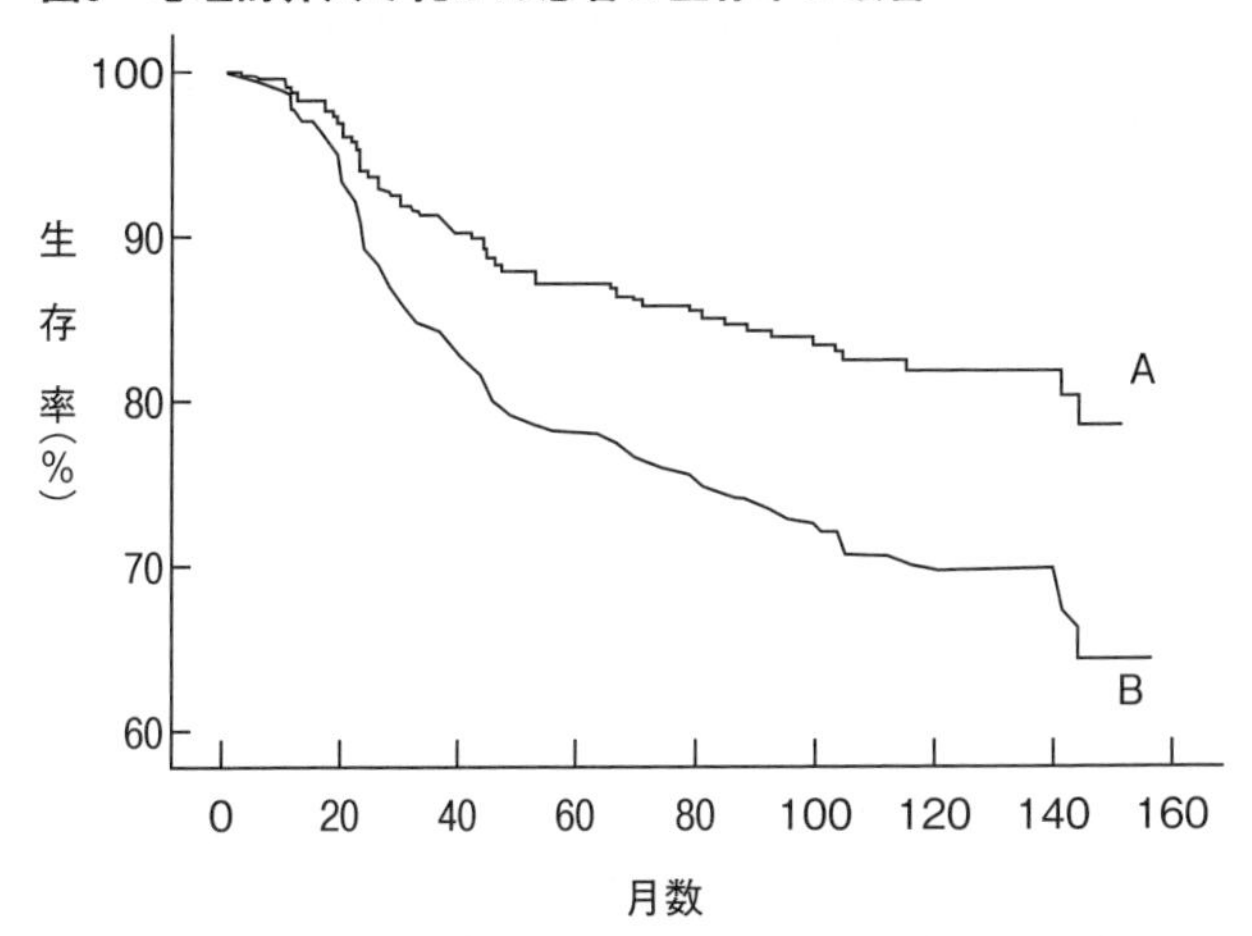

A＝通常のがん治療と「心理的介入」を受けたグループ（227人）
B＝通常のがん治療（国際的に認められた標準治療）のみを受けたグループ（227人）

もう一つ、米国マサチューセッツ総合病院のがん専門医ジェニファー・テメルらによる進行した（非小細胞）肺がん患者の診断後早期からの3年以上にわたる「充実した体の緩和ケアを含む、医療者によるこころのケア」に関する研究を紹介しましょう。

これによると、こころを常に支えつづけることによってQOLが著しく改善され、（問診や質問紙検査による）不安や落ち込んだ気分、抑うつ状態は減少し、生存率の改善がみられました（160ページの図10参照）。こころのケア

図10　病気発見後「早期から医療者がこころを支え続けることによる」進行した（非小細胞）肺がん患者の生存率の改善

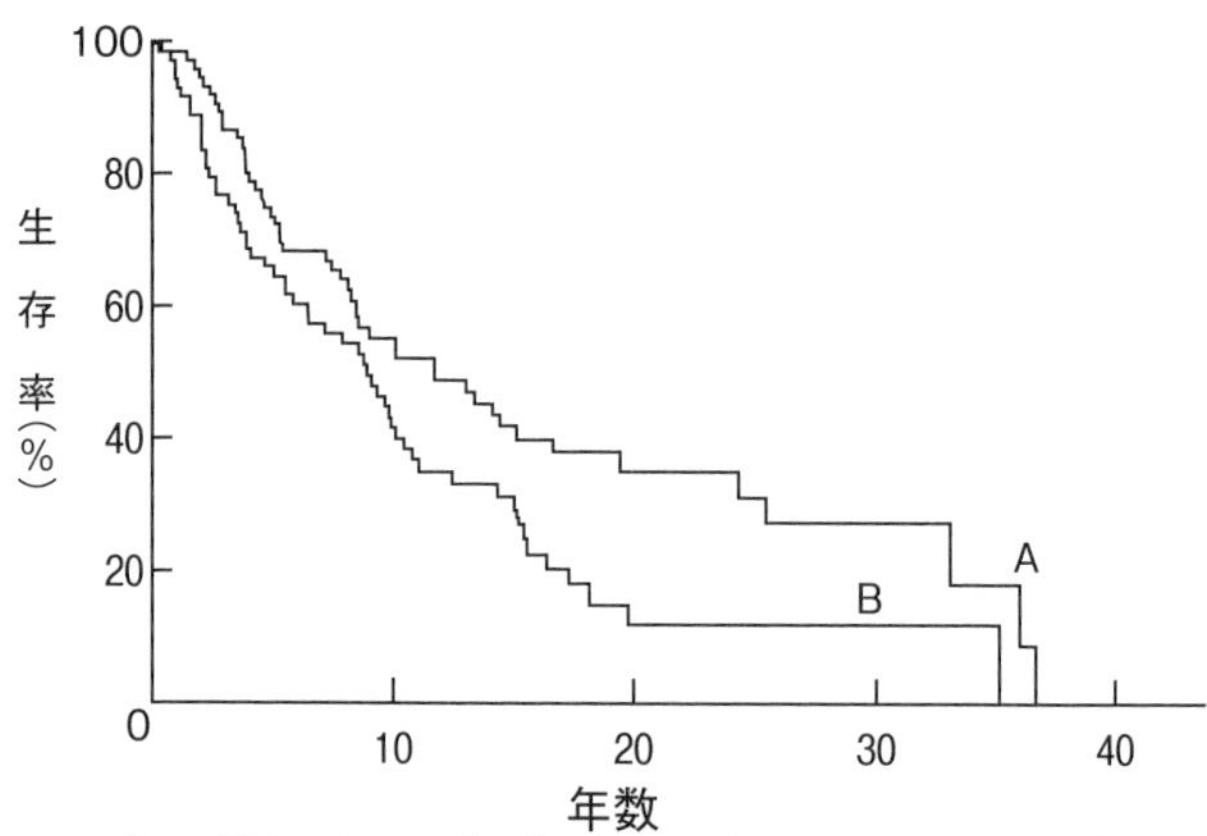

A＝がんに対するケアと「早期からの、持続的なこころの支え」を受けたグループ（77人）。（平均年齢＝64.98歳、SD＝9.73）（男45%）
B＝標準的ながんに対するケアのみを受けたグループ（74人）。（平均年齢＝64.87歳、SD＝9.41）（男51%）

（心理的介入）が行われて「こころが通じあった」グループと、通常のがんに対するケア（標準ケア）のみのグループとの間には、年齢や性別にかかわりなく、2％の危険率で差がみられたのです。

4　こころを支えつづける医療

ストレスが、がんを進行させるようになるか否かを明らかにすることは、長い間、極めて困難な課題だと考えられてきました。

21世紀にはいって、アンダーセンらやテメルらの研究グループが行った一連のランダム化比較試験のデータは、医療者や家族が、患者のこころを支えつづける医療の重要性を浮きぼりにするものです。

それらは、がんの発症や診断・治療から受ける「情動ストレス」に対処して適応しようとしている患者が、心理的介入によってこころの働きが支えられると、QOLが改善され、免疫機能が活性化されて、良好な予後が導かれることを明らかにしました。

他の章でも述べたように、さまざまに変化する耐えがたいストレスは、中枢神経の働きを混乱させ、自律神経を過度に刺激し続け、カテコールアミンやグルココルチコイドなどのストレス関連ホルモンの分泌を増加させます。その結果、さまざまな体の防衛機能は阻害され、体の恒常性の乱れを導いて、免疫機能が低下し、がんが進行していくと考えられているのです。

162ページの図11は、「性格・ストレス・免疫機能とがんの進行との結びつきに関する、生理・心理・行動モデル」とよばれるものです。患者の性格に合った心理的介入が行われて、こころが支えられると、中枢神経や自律神経、内分泌器官を通して体の働きはストレスから守られるようになり、免疫機能が活性化され、やがてがんの進行は緩和されることがわかります。

図11　医療者や家族が「こころを支え続ける」ことで　患者の体はストレスから守られる

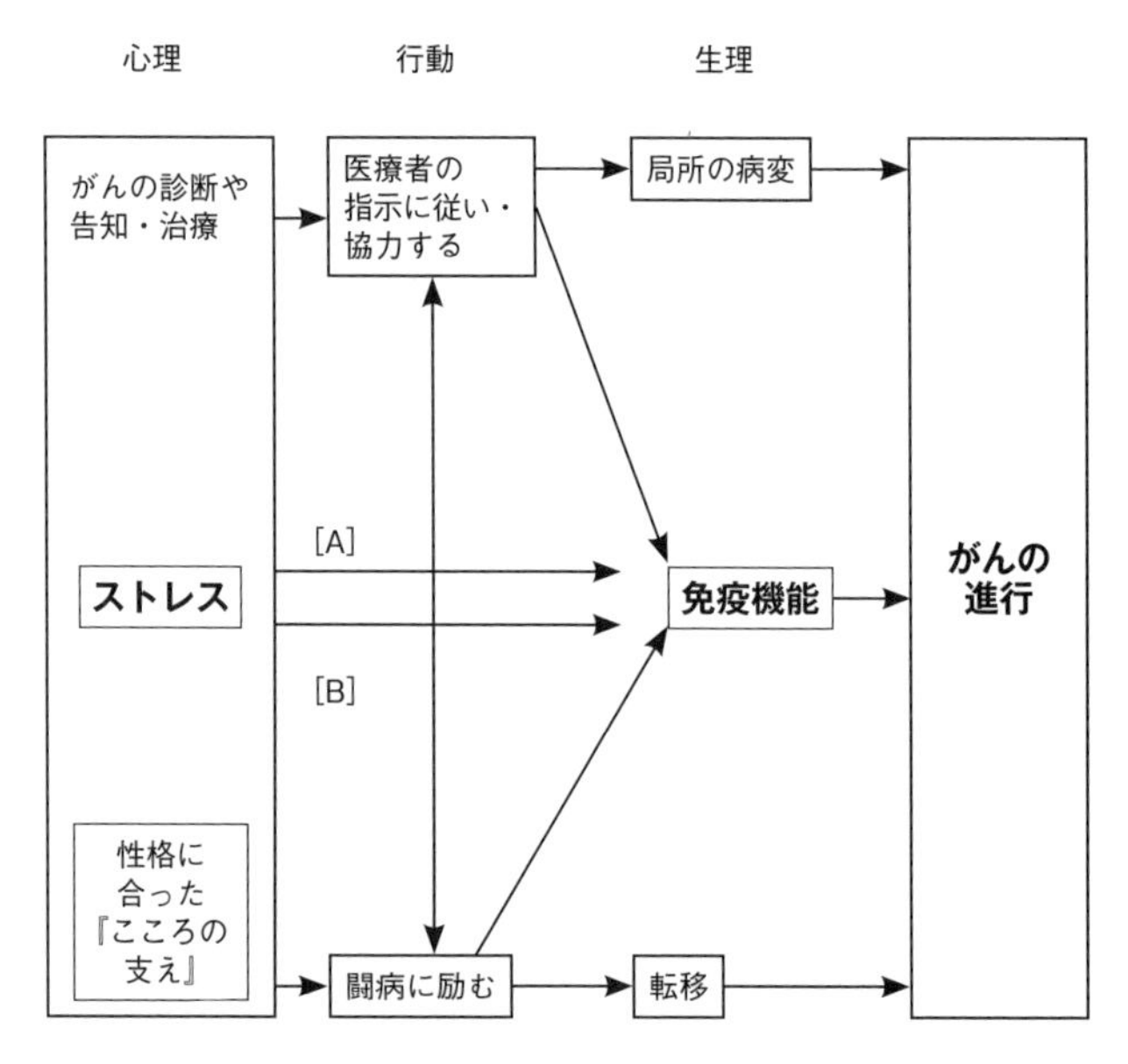

(1) がんの診断や告知･治療などが原因で起こる「ストレス」によって、QOLが低下し、闘病生活や病態の変化が引き起こされ、「免疫機能」が抑制されて、「がんが進行」していくようになる。

[A]は、中枢神経の働きを介して、「免疫機能」が影響を受けることを示す。

[B]は、自律神経や内分泌器官の働きを介して、「免疫機能」が影響を受けることを示す。

(2) 性格の相性の良い医療者が「受け止め」と「認め」の人間関係で心理的介入を行い、患者の『こころが（一貫して）支えられると』、ストレスは緩和され、免疫機能が活性化されて、がんの進行は和らぎ、転移や再発もなく、生存率が向上するようになる。

5 性格ストレス免疫学が開くがん予防の未来

生活習慣を徹底的に改善し、あらゆる対策を講じても、発がん因子を全く体内に取り込まないようにすることは不可能です。そこで、すでにがん化してしまった細胞の増殖を促すストレスを、行動習慣を改善して減少させ、免疫機能の低下をできる限り予防し、がん細胞の増殖やがんの進行を食い止めるための方策を開発していくことが重要となります。

すでに述べたようにストレスとは、「がんの原因」と「がん細胞の増殖やがんの進行」とをつなぐもので、免疫機能に及ぼすストレスの影響は、性格や体質の違いによってプラスにもマイナスにもなります。

したがって、ストレスの影響を受けやすく、免疫力が低下しやすい性格や行動習慣（71ページの表7参照）をそのままにしていたのでは、がんの発症や進行、悪化を予防できません。

アイゼンクの「性格ストレス免疫学」から、日常生活や医療場面での個人に特有なストレス体験や習慣的な行動様式、すなわちその背後にあるストレスの影響を受けやすい性格が、免疫機能の抑制、そしてがんの進行の大きな要因であることがわかります。

彼は、過去のデータの多くが症例研究や相関関係に基づくものなので、（生活習慣によって体内に取り込まれた）発がん物質による細胞のがん化や、（日常生活での）ストレスによる免疫機能の抑制に起因するがん細胞の増殖というものと、性格特性や体質などとの因果関係が、必ずしも明確ではないことに注目したのです。

アイゼンクは、がん細胞が長い時間かかって増殖し、今日の医療技術で発見可能な段階に達して患者に知らされてから、がんによって死亡するまでの長い年月にわたるストレスにさいなまれた過程で、がん患者に多くみられる「タイプ1性格」が形成されたのかもしれないと考えました。

ちなみに、遺伝子変化による細胞のがん化が始まってから、がんの発症が臨床的に診断できるようになるまで進行し、患者ががんで死亡するまでには、少なくとも20年から30年以上かかるといわれています。

そこで性格とがんとの因果関係を直接証明するために、ストレスの影響を受けやすく、免疫力が低下しやすい「タイプ1性格」と診断された男女100人（年齢50～60歳）に予防的行動介入を行い、がん患者に特有な「タイプ1行動」を、健康な「タイプ4行動」に変える実験をしたのです。これには、書簡療法による認知行動療法の手法を用いました。

**図12　「タイプ1性格」の人たちが行動介入を受けて
「タイプ4性格」になるとがん死亡率が減少する**

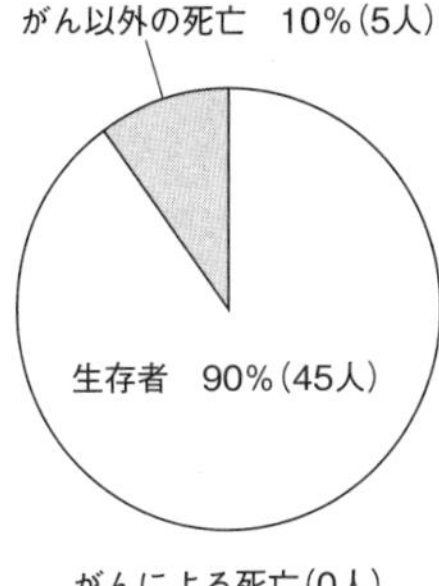

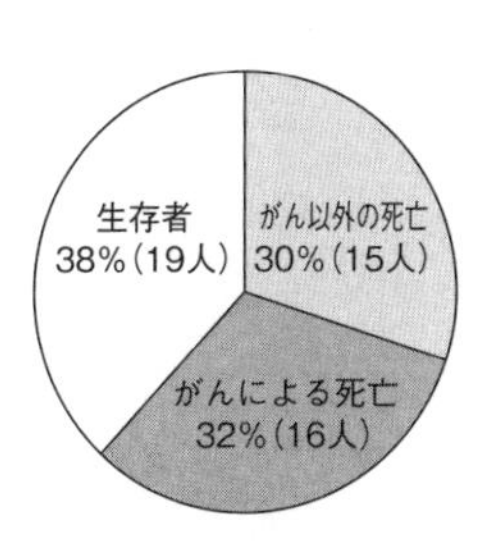

具体的には、実験への参加者一人ひとりが主体的にその考え方を自らの意思で変えて、いつでも行動できるようになるという学習・訓練を10年以上つづけて、その結果がんによる死亡率がどうなるかを調べるというものでした。

100人を無作為に50人ずつの介入グループと介入無しのグループに分けて、10年以上追跡調査を行いました。この実験で注目された行動変容は、今まで抑制されていた感情の表出を促すことで、日常生活で遭遇するストレスに適切に対処することができる訓練を積み重ねるというものでした。

図12はその結果をまとめたものです。「タイプ1性格」の人たちに予防的行動介入を

行うことで「タイプ4性格」の特徴を持つようになると、がん死亡率は減少し生存率が改善されることがわかります。

性格検査やがんの診断、死亡原因の確認、行動介入の仕方、患者の選別など研究の方法上のいくつかの問題は、まだ解決されていません。しかし、この実験から、「タイプ1性格」の人たちは、行動療法を受けないと（肺・大腸・胃・乳・その他の）がんによる死亡ががん以外の原因（心疾患や脳血管疾患などを含む）による死亡より多く、一方、行動療法を受けつづけるとがんによる死亡は、10年以上たった後でもみられないという事実が判明したのです。

このような長期にわたる未来予測的（プロスペクティブ）な行動介入実験による追跡調査データは、理論的にも臨床的にも重要な意味を持ちます。

それは、こころの要因（日常生活や医療でのストレスにうまく適応できない特徴の著しい性格）とがんの進行（免疫機能の低下）との因果関係や相関関係の可能性が示唆されるからです。

長年、がん患者のこころのケアにたずさわる精神腫瘍医ホランドらをはじめ、その後の数多くの心理学者や医師たちが指摘するように、この研究には更なる方法論上のこまかい分析や確認、検証、そして総合的な理論の確立（メカニズムの解明）が求められています。

しかしながら、性格やストレス、免疫機能に注目した心理的介入によるがんの進行や病態の悪化の予防への道筋が開かれたことは、大きな成果といえるでしょう。

近い将来、この研究が、他の文化圏や生活習慣が異なる国々で、さまざまな異なった個人差診断や性格測定の方法を用いて、複数の研究グループによって正しく追認されることを待ちたいと思います。因果関係の再現性がより確かなものとなれば、認知行動療法によって、がんによる死亡や病状の悪化を予防することが期待できるからです。

巻末にアイゼンクが作製した認知行動療法の「書籍療法」を紹介します。ぜひあなたの生活にお役立ていただくことを祈って筆を置きたいと思います。

巻末付録　書籍療法

精神的に自立し健康的な性格を獲得する方法

※重久剛がアイゼンクの「Bibliotherapy」を翻訳し、まとめなおしたものです。

1　なぜ人は悩むのかを知ろう

あなたの悩みの原因はなんですか。まずこれを分析して明らかにすることが悩みを解決する第一歩です。

ほとんどの場合、悩みは何か一つの事や、ある考え方にこだわりつづけていて生じることが多いのです。何かの考え方や物事、そして特定の人にこだわりを強く持っていると、行きづまったり、不愉快な結果が生じやすいのです。なぜならあなたと同じようにすべての人は、誰でも自分自身のやり方や考え方で満足のゆく結果がえられることを期待しているからです。

しかし想像してみてください。

すべての人が満足するように自分の思い通りの学校へ進学し、良い会社へ就職し、そして素敵な恋人と結ばれる、そんなうまい具合に物事が運ぶことは可能でしょうか。現実には多くの人々は期待が裏切られ、思うような結果がえられず、そのために悩みや苦しみが生じるのです。

結局、何かに対する過度な期待やこだわりが結果的に現実とのギャップを生じ、これが自分を苦しめているという事実を自覚することがまず解決の第一歩なのです。

2 悩みを解決するために

物事がうまく運ばずに悩んでいる時に注意しなければならないのは、自分の過度な期待やこだわりを棚に挙げて、逆に〝あの人があの時に自分を助けてくれなかったから〟と、その原因を他人のせいにしたり、〝すべて自分が悪いんだ〟と必要以上に自分を責めてしまうことです。

しかしこれらは両方とも賢明な考え方ではありません。なぜなら〝人は自分自身を100%コントロールすることはできない〟という真理に気づいていない考え方だからです。

あなたは自分自身を完全にコントロールして生活していますか。誰もが自分自身や自分の子供をさえ完全にコントロールできないように、他人の行動や考え方が自分の思惑どおりにならないのが当然なのです。

そうです、相手が自分の思い通りになるように期待するのはそもそも不可能なことなのです。もしあなたが自分の悩みの原因をいつまでも他人のせいにしたり、逆に自分自身を必要以上に責めてばかりいたら、あなたは悩みから永遠に解放されないでしょう。

■あなたが変われば相手も変わる

相手があなたの期待に答えてくれず、いつもむなしさを感じているあなた、それならあなた自身が変わってみませんか。

たとえば大きな声で挨拶をしてみる、余分な体重を減らす、身体を鍛える、身体に悪い習慣をやめる、さまざまな知識を身に付けるなどです。人が変わることを待つより、勉強して、自分を変え、成長していくほうが問題解決の近道ではないでしょうか。

あなたの態度や表情が変わった時に相手も自然に変化していく可能性が生まれるのです。

■負けるが勝ち

何かにこだわっていて、それがうまくいかず、またそれを諦め切れずにストレスを感じているあなた。長い目で見て自分にとってマイナスになりそうなことは思い切ってやめてみませんか。

物事には必ず始めがあれば終わりがあるのです。確かにやりかけたことを途中で放棄したくない気持ちはわかります。しかしそれを続けていく場合のメリットと、デメリットを冷静に検討してみてください。よく考えて、もしデメリットが大きい場合には思い切ってやり直す勇気も必要です。

■災い転じて福となす

よくない結果にがっかりしているあなた、物事はいろいろな側面をもっています。〝人間万事塞翁が馬〟という諺を知っていますか？　一見あなたにとって不運な出来事と思っていた事が最後に良い結果に結び付くことも少なくありません。

逆に幸運と思われた出来事が最後に悲劇をもたらす場合もよく見られます。テレビや新聞で、学歴、地位、名誉と人がうらやむほど順風満帆にきていた高級官僚や学者が汚職事件に巻き込まれて逮捕されています。

不運な出来事にうちひしがれているあなた、物事を判断するときに悲観的な見方ばかりをしていませんか？　一度ゆっくりと深呼吸をして考え直してみましょう。長期的な視野に立って目の前の問題を見直してみることも生きていくうえで大切な知恵ではないでしょうか。

■失敗は成功のもと

先にもふれましたが、一生懸命に努力したからといって必ずしもすべてのことがうまくいくとは限りません。しかし何かに失敗したということは、新しい別のやり方や考え方をすべきだということを意味しているのです。

失敗はあなた自身の経験を豊かにするもので、人生は試行錯誤によって開かれるものなのです。したがって、ある一つの方法がうまくいかなければ、他のやり方に変えればよいのです。そうすることによって、たとえ一時的に悲しみや苦しみを味わうことはあっても、やがて必ず望ましい結果をもたらすような生き方ができるようになります。

3　自分を変える時のコツ

まず現状をあるがままに受け入れて、あなたの考えや行動をよく見つめてみましょう。そうすればあなたの求めている満足感や幸福感の達成を妨げているものが何かが明らかになります。

■まず自分をよく見つめ直そう

あなたにとって望ましくないことをもたらすものは何ですか？

何故、それを変えようとしないのでしょうか？

変えた後には悪いことばかりでなく、何か良いことが起こることは期待できないでしょうか？

今までとは何か違う新しいやり方はないですか？

別なやり方で、望ましい結果をもたらし、悪いことが起きないようにはできないでしょうか？

■笑う門には福来る。蒔かぬ種は生えぬ

次に、自分にできそうな新しいやり方を、頭の中に思い描いてみましょう。それが今までの効果的でなかったやり方を補い、よい方向へ変えてくれるかもしれません。

次にそのような新しいやり方を実際に行ってみた結果を想像してみましょう。そしてその新しい考え方や振る舞い方が、あなたに望ましいものであると判断できたなら、さっそく日常生活で実際に試してみるのです。

いつも、幸福な満ち足りた生活を送ることを目標にしましょう。あなたにとって望ましい結果をもたらすことは積極的に行い、望まない結果をもたらすことはしないようにしましょう。

■自立して生きよう

前向きに行動している時でも、常に自分自身をよく見つめ、自分の考え方や行動を分析し、その結果を冷静に評価する習慣を身に付けましょう。ここで大切なのは、あなたが本当に望んでいるものが何かを、十分に意識するのです。

たとえ、人とうまくやってゆくためであっても、自分の要求や希望を捨てたり、自分の目的をないがしろにしては長続きしません。人の目ばかり気にしていては自分の気持ちが萎縮してしまいます。自分の希望を捨てて他人とうまくやることを優先させるのではなく、自分の希望と相手との関係を両立できるように冷静に工夫していくのです。

実際に人が自立するということは、他人を無視したり、他人から全く独立した人間になることではありません。自立するということは快適な満ち足りた生活の場を周囲の人々との間につくり出すことができる人間になるということです。

なぜなら人は生きていくために誰でも常に周囲の人々から、さまざまな援助や協力、つまり心の支えを得ることを必要としているからです。

たとえば悪い生活習慣（睡眠不足、暴飲暴食、喫煙など）をやめて、健康になりたいと思うときなど、まわりの人たちの援助や協力が得られないと、なかなかうまくいかないものです。不規則な生活や、特に喫煙などをやめる場合には、なかなか一人だけの努力ででできるものではありません。人は誰でも他の人に見守っていてもらったり、自分の気持ちや考えを理解してくれる人がいる時に、自分の目標や希望をかなえることができるのです。

■思い立ったが吉日

あなたにとって望ましいことを今日から積極的にしてみましょう。たとえば散歩や運動をしてストレスを解消したり、ちょっと昼寝をしてさわやかな気分になったり、友達とおしゃべりをしたり、ペットを飼ったり、自分の趣味を楽しむことなどです。

もちろん音楽を聴いたり、ヨーガや気功、呼吸法などもよいでしょう。このようにして気分を転換することによって、自分が不満を感じる状況から心身を遠ざけ、結果的にタバコやアルコール、薬などに頼りすぎることを避けることができるのです。

ここで大切なことは、あなたの考えや行動をよく自覚して、あなたを不幸にするような人たちや物事には頼りすぎないようにすることです。

自分にとってマイナスになるような人や物に頼らず、自分の考えや判断で行動できるようになれば、それだけ自信や意欲がわいてきます。また、もしそのような努力がうまくいかない時があっても、決してあきらめることなく、あなたが納得できる他のより良いやり方を、さがし求めていけばよいのです。

おわりに――その人にとって一番良いがん医療とは

「この医療者によって自分のがんが治る」と患者が実感できるようになるときに、その人にとって最も良い治療が行われ、より良いＱＯＬが導かれます。これは、とりもなおさず体の治療を目指すがん医療が、医療者と患者という「人のこころや行動の仕方に深く根ざしたもの」であることを意味しています。

古代ギリシャの時代以来、心身相関の医学がたどってきたいろいろな意味での遍歴のなかで、とりわけヒポクラテスやガレヌスをはじめ、パブロフ、キャノン、セリエ、オスラー、ホランド、そしてアイゼンクによって述べられてきたようなさまざまな言葉のなかに、「患者を人としてトータルに診る、人それぞれのがん医療」のあり方を読みとることができます。

今日、グローバル化の時代を迎え、多様なライフスタイルを営むわれわれ日本人のがん医療を考えるとき、それぞれの価値観をふまえて、もう一度このような言葉に刻まれた「こころと体と社会がつながった、個人差を踏まえた医療」というものを、深くこころに留める必要があるように思われます。

そのためには、ますます患者と医療者そして社会の人たちそれぞれの、こころの働き方や行動の仕方の事実を科学的に正確に見つめ、観察を怠らない「ヒポクラテスの目」を養うことが必要になるのです。

一人ひとりの患者をそして医療者を、近くから一面的に眺めるのではなく、遠いまなざしをもって、それぞれの（ありのままの人間としての）「こころと体と行動の全体」をみることが、われわれに求められています。

この事実を今日のますます細分化された専門医療の分析的視野と合わせれば、がん患者やその治療を複眼で見ることができ、今まで見落とされてきた日本の貧弱な医療制度のなかでの、がん医療の全体像と解決すべき問題点が見えるようになるはずです。

それは今日の精神免疫学や性格ストレス免疫学の発展が、人すなわち患者と医療者の、こころと行動と体の結びつきを如実に示し、医療現場のマンパワーの充実やがん医療の治療効果改善に寄与することが期待できるからです。

本書の内容は決して完結されたものではなく、曖昧なあるいは不適切な、充分に言い尽くされていない部分を数多く含んでいます。またいくつかの重要な事実を取り残しているかもしれません。終始正確な科学的事実やエビデンスに基づく記述をこころがけてきたつもりですが、参考文献やデータの出典の指摘は、必ずしも今日入手可能なすべてのものを網羅しているとはいえないことも事実です。今後、さらに研鑽に励み、機会あるごとに、少しずつ補充、完成させていきたいと思っています。

本田　宏
重久　剛

重久先生を偲んで

私が重久先生を知ったきっかけは、週刊朝日1995年1月20日号の「余命6カ月が20カ月に延びた！がんを癒す心理療法」の記事でした。その中にアイゼンクの「性格のタイプと日常生活でのストレスによる、がん死亡率（％）の違い」（本書第2章表2）が紹介されていたのです。

当時の私は埼玉県北東端に新設された済生会栗橋病院の外科部長として赴任して丸5年が経過した頃です。多くのがんの患者さんを担当するようになって、こころのあり方とがんの進行に密接な関係があるのではないかと感じていた頃だったのです。

早速重久先生が勤務されていた東京家政学院大学の研究室にお邪魔して、いろいろとお話を伺いました。その後数年して重久先生は大学を退官され、1カ月に1回くらいの割合で横浜から栗橋病院へ通われて、一緒に研鑽を深めました。そして、それから10年、ようやく完成したのが本書です。

本書には30年を超える外科医生活を通して私が感じてきたことが、心理学のプロのお手伝いを得て、多くの歴史的事実や文献に裏打ちされてまとめられています。患者さんやご家族はもちろん、がんの治療を受ける可能性がある一般の方々、そして何よりもがん医療に携わる多くの医療者にとって有益な内容になっていると自負しています。

本書の原稿は2011年12月に完成し、一刻も早く世に出したいと考えていましたが、私が地域急性期病院の外科の責任者として多忙な生活を送っており、実現できませんでした。そして大変に残念ながら、原稿が完成した2年後の2013年12月に重久先生は胆道系の悪性腫瘍のために78歳で急逝されました。

2015年3月で外科医を引退した私は、重久先生の遺志を活かしたい、その一心で各方面に働きかけてようやくこの度出版に漕ぎつけることができました。出版に際して応援していただいたライターの小林みゆきさん、コーエン企画の江渕眞人さん、廣済堂出版の飯田健之さんに心から感謝を申し上げるとともに、重久先生が天国から見守っていらっしゃる奥様の七重子さんに本書を捧げたいと思います。

2016年5月24日

本田　宏

の糸口。建帛社
◎Shigehisa,T. (2003). Eysenckian personality traits and health-related quality of life in patients with stomach,
colorectal or breast cancer. Japanese Health Psychology, 10, 19-32.
◎Shigehisa,T. and Honda,H. (2006). Cancer patients' morbidity (I): Immunological status varies with psychological intervention in relation to personality. Annals of Cancer Research and Therapy, 14, 28-38.
◎Shigehisa,T. and Honda,H. (2007). Cancer patients' morbidity (III). Malnutrition in relation to doctors' and nurses' personality. Annals of Cancer Research and Therapy, 15, 1-13.
◎Shigehisa, T. et al. (1987). Teacher-learner personality interaction under alien reinforcement. Japanese Psychological Research, 29, 205-213.
◎Sklar,L.S. and Anisman,H. (1981). Stress and cancer. Psychological Bulletin, 89, 396-406.
◎Spielberger,C.D. (1988). State/trait anger expression inventory (STAXI). Psychological Asessment Resources, Odessa, Fl.orida.
◎Temel,J.S. et al (2010). Early palliative care for patients with metastatic non-small cell lung cancer. New England Journal of Medicine,363, 733-742.
◎Temoshok,L. and Dreher,H. (1992). Type C behavior and cancer. Random House, New York.
◎Thoresen, L. et al. (2002). Nutritional status of patients with advanced cancer. Palliative Medicine, 16, 33-42.
◎Yamaoka, K. et al. (1998). Health-related quality of life varies with personality types: A comparison among cancer patients, non-cancer patients and healthy individuals in a Japanese population. Quality of Life Research, 7, 535-544.

◎Lazarus,R.S. and Folkman,S.（1984）. Stress, appraisal and coping. Springer, New York.（本明　寛（他）監訳（1991）。ストレスの心理学。実務教育出版）。（対処様式測定法（重久　剛、訳）、同書　351―359頁）。
◎Mallardi,V.（2005）. The origin of informed consent. Acta Otorhinolaryngologica Italica, 25, 312-327.
Matarazzo, J. D.（1993）。（ジョーゼフ・マタラゾー：健康と行動　（重久剛、訳）。健康心理学研究、6、33―53。）
◎Nebylitsyn,V.D.（1972）. Fundamental properties of the human nervous system.（Translation edited by G.L. Mangan）. Plenum, New York.
◎小川鼎三（1964）。医学の歴史。中央公論社
◎Osler,W.（1906）. Aequanimitas. McGraw-Hill, New York.（日野原重明（他）訳（1983）。平静の心。医学書院）
◎Pavlov,I.P.（1927）. Physiological studies of types of nervous system and temperaments .（Translated by S. Belsky）. Academy of Sciences, Moscow.
◎Plomin, R. and McGuffin, P.（2003）. Psychopathology in the postgenomic era. Annual Review of Psychology, 54, 205-208.
◎Rosch,P.J.（1979）. Stress and cancer: A disease of adaptation ?. In J.Tache et al.（eds）, Stress and cancer.（pp.187-212）. Plenum, New York.
◎Schwartz,R.（1987）. Melancholie und Krebs. Zeitschrift fuer Psychosomatische Medizin, 33, 101-110.
◎Selye, H.（1956）. The stress of life. McGraw-Hill, New York.
◎Shadbolt,B. et al.（2002）. Self-rated health as a predictor of survival among patients with advanced cancer. Journal of Clinical Oncology, 20, 2514-2519.
◎Sheldon,W.H. and Stevens,S.S.（1942）. The varieties of temperament. Harper, New York.
◎重久　剛（1998）。人間の心理・行動様式：　人間関係と教育と健康。八千代出版。
◎重久　剛（2001）。癌患者のQOL測定への性格特性の影響。日本癌病態治療研究会誌、7,33-37.
◎重久　剛（2006）。癌患者の栄養・疼痛・免疫関連病態への、医師・看護師・患者の、性格特性の関わり：済生会栗橋病院外科（本田　宏、他）の調査データを中心に。日本癌病態治療研究会誌、12、44-52.
◎重久　剛（編著）（1987）。比較文化論：異文化間コミュユニケーションへ

◎Hinkle,L.E. Jr.（1973）. The concept of stress in the biological and social sciences. Science,Medicine and Man. 1, 31-48.
◎Holland, J.C. and Rowland,J H (eds)（1990）. Handbook of psychooncology: Psychological care of the patient with cancer. Oxford University Press, New York.
◎本田　宏(2007)。誰が日本の医療を殺すのか：医療崩壊の知られざる真実。洋泉社
◎本田　宏(2009)。医療崩壊のウソとホント：国民が知らされていない現場の真実。PHP研究所
◎本田　宏(2011)。病は気から：悩みは病気をつくる、健康に生きるためのエッセンス。済生会栗橋病院
◎本田　宏・重久　剛(2012)。一般病院におけるQOLを考えた医療について。第28回QOL研究会発表要旨
◎Hurwitz,B. and Richardson,R.（1997）. Swearing to care: the resurgence in medical oaths. British Medical Journal, 315, 1671-1674.
◎Irwin,M.R.（2008）. Human psychoneuroimmunology: 20 years of discovery. Brain, Behavior and Immunity, 22, 129-139.
◎Jackson,R.（1988）。 Doctors and diseases in Roman Empire. British Museum Publications, London.
◎Joinson,C. and Nettle,D.（2005）. Season of birth variation in sensation seeking in an adult population. Personality and Individual Differences, 38, 859-879.
◎垣添忠生(1998)。前立腺がんで死なないために：――　治療の多選択肢時代を迎えて。読売新聞社
◎Kissen,D.M.（1964）。 Relationship between lung cancer, cigarette smoking , inhalation and personality. British Journal of Medical Psychology, 37, 203-216.
◎Kissen,D.M. and Eysenck,H.J.（1962）. Personality in male lung cancer patients. Journal of Psychosomatic Research, 6, 123-137.
◎Kleijn,W.C. et al.（2006）. Conceptual equivalence and health-related quality of life: an exploratory study in Japanese and Dutch cancer patients. Quality of Life Research.15, 1091-1101.
◎Kretchmer,E.（1925）. Koerperbau und Character. Springer, Berlin.
◎Lazarus,R.S.（1991）. Emotion and adaptation. Oxford University Press, New York.

◎土居健郎(1989)。がん告知の意味するもの:Telling the patient the diagnosis of cancer。癌と化学療法、16, 1025－1030、
◎Emanuel,E.J. and Emanuel,L.L. (1992). Four models of the physician-patient relationship. Journal of American Medical Association, 267, 2221-2226.
◎Eysenck, H.J. (1983). Stress, disease and personality: "The inoculation effect". In C.L. Cooper (ed), Stress research. (pp.121-146) . Wiley, New York.
◎Eysenck, H.J. (1988). Personality, stress and cancer: Prediction and prophylaxis. British Journal of Medical Psychology, 61, 67-75.
◎Eysenck, H.J. (1991). Smoking, personality and stress: Psychological factors in the prevention of cancer and coronary heart disease. Springer, New York.
◎Eysenck, H.J. (1994). Cancer, personality and stress: Prediction and prevention. Advances in Behaviour Research and Therapy, 16, 167-215.
◎Eysenck, H.J. (1997). Personality and experimental psychology: The unification of psychology and the possibility of a paradigm. Journal of Personality and Social Psychology, 73, 1224-1237.
◎Eysenck,H.J. and Eysenck,S.B.G.(1993). Manual of Eysenck Personality Questionnaire (Junior & Adult). Educational and Industrial Testing Service, San Diego. (1975 , University of London Press).
◎Fabre,J. (1997). The Hippocratic doctor. Royal Society of Medicine Press, London.
◎Fallowfield,L.J. et al. (2002). Truth may hurt but deceit hurts more: communication in palliative care. Palliative Medicine, 16, 297-303.
◎Gatchel,R.J. et al. (ed) (1989). An introduction to health psychology. McGraw-Hill, New York.(本明　寛(他)監訳(1992)。健康心理学入門。金子書房)
◎Greer, S. (1983). Cancer and the mind. British Journal of Psychiatry, 143, 535-543.
◎Haruki,Y. et al. (1984). Effects of alien reinforcement and its combined type on learning behavior and efficacy in relation to personality. International Journal of Psychology, 19, 527-545.
◎春木　豊(編著)(2004)。 人間の行動コントロール論：2者モデルに関する研究。 川島書店

参考文献

◎Adams,F (1939). The genuine works of Hippocrates. Wilkins and Wilkins, Baltimore.
◎Andersen, B.L. et al. (2004). Psychological, behavioral and immune changes after a psychological intervention: a clinical trial. Journal of Clinical Oncology. 22, 3570-3580.
◎Andersen, B.L. et al. (2008). Psychological intervention improves survival for breast cancer patients. Cancer, 113, 3450—3458.
◎Bahnson,C.B. (1976). Emotional and personality characteristics of cancer patients. In A.I.Southick and P.Engstrom (eds), Oncological medicine,(pp. 357-378). University Park Press, Baltimore.
◎Baltrusch,H. et al., (1988). Cancer from behavioral perspective: The Type C pattern. Activitas Nervosa Superior, 30, 18-20.
◎Bandura,A. (1985)。 アルバート・バンデユーラ：自己効力(セルフ・エフィカシー)の探究。(重久　剛、訳)。(祐宗省三(他)編、社会的学習理論の新展開。(103—141頁)。金子書房)。
◎Bandura,A. (1986). Social foundations of thought and action: A social cognitive theory. Prentice-Hall, New Jersey.
◎Blackhall,L.J. et al. (2001). Bioethics in a different tongue: The case of truth-telling. Bulletin of the New York Academy of Medicine.Journal of Urban Health, 78, 59-71.
◎Bloom,D.A. et al. (1999). Claudius Galen. Journal of Urology, 161, 12-19.
Bukhtoyarov,O.V. and Samarin,D.M. (2009). Psychogenic carcinogenesis: Carcinogenesis is without exogenic carcinogens. Medical Hypotheses, 73, 531-536.
◎Cannon,W.B. (1932). The wisdom of the body. Norton, New York.
◎Chotai,J. et al. (2001). Season of birth variations in the temperament and character inventory of personality in a general population. Neuropsychobiology, 44, 19-26.
◎Cloninger,C..et al (1996). Mapping genes for human personality. Nature and Genetics,12, 3-4.
◎土居健郎(1971)。甘えの構造。 弘文堂

著者略歴

本田　宏　（ほんだ・ひろし）
NPO法人医療制度研究会副理事長。医学博士。
1979年弘前大学医学部卒。同第1外科、東京女子医科大学腎臓病総合医療センター外科・講師を経て、1989年埼玉県済生会栗橋病院（埼玉県久喜市）外科部長、2001年副院長、2011年より院長補佐、2015年退職。職場で働く者の立場で国民のための医療を考える勉強会「ＮＰＯ法人医療制度研究会」の副理事長も勤める。主な著書に、『本当の医療崩壊はこれからやってくる』『誰が日本の医療を殺すのか：医療崩壊の知られざる真実』『医療崩壊はこうすれば防げる』（以上、洋泉社）、『医療崩壊のウソとホント』（ＰＨＰ研究所）などがある。

重久　剛　（しげひさ・つよし）
東京家政学院大学　元教授。
1972年英アバディーン大学大学院卒。哲学博士（心理学）。米ミシガン大学精神医学研究所、早稲田大学講師を経て、東京家政学院大学教授、2005年定年。日本心理学会や日本健康心理学会の理事、日本癌病態治療研究会アドバイサーなども務めた。主な著（訳）書に『人間の心理行動様式：人間関係と教育と健康』『人間の心理と教育：人と人の間の心理学』（以上、八千代出版）、『健康心理学入門』（共訳　金子書房）、『人間の行動コントロール論：2者モデルに関する研究』（共著　川島書店）などがある。

がんになる性格、ならない性格
がんは「こころ」で治せる

二〇一六年八月三日　第一版　第一刷

著　者……本田宏　重久剛

発行者……後藤高志
発行所……株式会社　廣済堂出版
〒一〇四―〇〇六一　東京都中央区銀座三―七―六
電　話　〇三―六七〇三―〇九六四（編集）
〇三―六七〇三―〇九六二（販売）
ＦＡＸ　〇三―六七〇三―〇九六三（販売）
振　替　〇〇一八〇―〇―一六四一三七
URL　http://www.kosaido-pub.co.jp
装　丁……盛川和洋
印刷所
製本所……株式会社　廣済堂

ISBN978-4-331-52040-6　C0295

健康人新書

3万部突破!!

歯は磨かないでください

豊山とえ子

ISBN 978-4-331-51925-7 定価：本体800円＋税

ほとんどの人は間違った歯の手入れをしている。歯は磨いてはならない。歯は磨くのではなく、歯垢や歯石の原因となるバイキンを取り除かなくてはいけない。また、正しい口内ケアをすることで、全身の健康にもつながる。

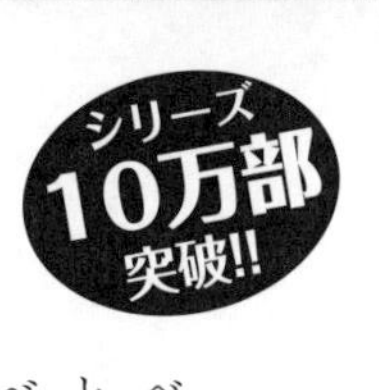

それでも薬剤師は薬を飲まない

宇多川久美子

ISBN 978-4-331-51946-2 定価：本体800円＋税

ベストセラー『薬剤師は薬を飲まない』の待望の続編。今回は、薬の弊害と食事にまつわる話を、薬を使わない薬剤師の著者がお伝えしていく。「食べ方を変えて、若々しい薬いらずの身体になろう！」